"十四五"国家重点出版物出版规划项目

国家临床医学研究协同创新战略联盟权威推荐

健康中国·疾病管理丛书

骨质疏松症

管理手册

主编　周后德　周智广

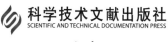

科学技术文献出版社

SCIENTIFIC AND TECHNICAL DOCUMENTATION PRESS

·北京·

图书在版编目（CIP）数据

骨质疏松症管理手册 / 周后德，周智广主编. —北京：科学技术文献出版社，2024.4

ISBN 978-7-5235-1171-8

Ⅰ.①骨…　Ⅱ.①周…　②周…　Ⅲ.①骨质疏松—防治—手册　Ⅳ.①R681-62

中国国家版本馆 CIP 数据核字（2024）第 049159 号

骨质疏松症管理手册

策划编辑: 蔡　霞　邓晓旭　责任编辑: 蔡　霞　责任校对: 张吲哚　责任出版: 张志平

出　版　者	科学技术文献出版社	
地　　　址	北京市复兴路15号　邮编　100038	
编　务　部	（010）58882938，58882087（传真）	
发　行　部	（010）58882868，58882870（传真）	
邮　购　部	（010）58882873	
官 方 网 址	www.stdp.com.cn	
发　行　者	科学技术文献出版社发行　全国各地新华书店经销	
印　刷　者	北京地大彩印有限公司	
版　　　次	2024 年 4 月第 1 版　2024 年 4 月第 1 次印刷	
开　　　本	710×1000　1/16	
字　　　数	110 千	
印　　　张	10.5	
书　　　号	ISBN 978-7-5235-1171-8	
定　　　价	49.80元	

健康中国·疾病管理丛书
编委会

名誉主编

　　赵玉沛

编　　委（按姓氏笔画排序）

马　丁	马长生	马良坤	王　刚	王小平	王拥军
王明贵	申昆玲	宁　光	乔　杰	刘志红	刘俊涛
杜奕奇	李　蓉	李兆申	李凌江	杨　帆	吴开春
佟仲生	张冬莹	张伟丽	张陈平	张澍田	陆　林
陈　旭	陈　彪	陈吉华	陈香美	范　利	林　红
周后德	周学东	周智广	郑劲平	赵继宗	郝希山
胡文杰	侯凡凡	施　红	奚　桓	高树庚	唐北沙
曹　丰	曹　彬	梁　敏	董建增	董碧蓉	蔡　军
樊代明					

编委会办公室

主　　任　张澍田

副主任　尤　红　孔媛媛

秘　　书　刘　茉　焦　月　王　沛

健康中国·疾病管理丛书
总序

　　健康是促进人的全面发展的必然要求，是人生命之所系，是全体人民的最大财富。一人健康是立身之本，人民健康是立国之基，对中国极具现实和长远意义。习近平总书记在全国卫生与健康大会上强调，没有全民健康，就没有全面小康，要把人民健康放在优先发展战略地位，努力全方位全周期保障人民健康。为积极应对当前突出健康问题，采取有效干预措施，进一步提高人民健康水平，中共中央、国务院制定《"健康中国2030"规划纲要》，从"五位一体"总体布局和"四个全面"战略布局出发，对当前和今后一个时期更好保障人民健康做出了制度性安排。党的二十大再次强调推进健康中国建设，明确指出人民健康是民族昌盛和国家强盛的重要标志，把保障人民健康放在优先发展的战略位置。

　　习近平总书记在科学家座谈会上将"面向人民生命健康"列为科技工作的"四个面向"之一，为我国医学科技工作提供了根本遵循。历史和现实都充分证明，卫生健康事业发展必须依靠科技创新的引领和推动，保障人类健康离不开科学发展和技术创新。在中国科学院第十九次院士大会、中国工程院第十四次院士大会上，习近平总书记提出，中国要强盛、要复兴，就一定要大力发展科学技术，努力成为世界主要科学中心和创新高地。党的十八大以来，为推动医药卫生科技事业发展，我国着力完善国家创新体系，国家临床医学研究中心作为国家级科技创新基地形成系统布局，在集聚医学创新资源、优化组织模式等方面发挥了积极作用，是卫生与健康领域贯彻落实全国科技创新大会精神的重要举措，整体推进了我国医学科技发展、加快了医学科技成果临床转化和普及推广。

科技创新是科学普及的源头所在，科学普及是科技创新成果的最广泛转化，开展科普可极大推动科研的进步与创新。习近平总书记强调，"科技创新、科学普及是实现创新发展的两翼，要把科学普及放在与科技创新同等重要的位置"。健康中国战略提出，科学普及健康知识，提高全民健康素养水平，是提高居民自我健康管理能力和健康水平最根本、最经济、最有效的措施之一。

为进一步加强健康科普内容的开发与传播力度，提升民众健康素养，促进科技创新，由科技部、国家卫生健康委、中央军委后勤保障部和国家药监局等部门牵头，国家临床医学研究协同创新战略联盟秘书长单位（首都医科大学附属北京友谊医院）组织，联合各国家临床医学研究中心编写出版"健康中国·疾病管理"丛书。

丛书充分发挥各国家临床医学研究中心的特色及学科优势，由多名院士、院长及知名专家领衔编写，聚焦人民群众常见的健康及疾病问题，以常见病种为单位，独立成册。每本书深入浅出地从预防、诊断、治疗、康复和问答等 5 个方面介绍了疾病相关知识，使读者可以充分了解疾病，建立科学健康观念，做到疾病的早预防、早发现、早诊断、早治疗，改善疾病预后，延长健康寿命年，更好地享受健康幸福生活。丛书注重科学性、实用性及原创性，力争成为国家临床医学研究中心彰显前沿、科学、权威形象的重要窗口以及公众获取健康科普知识的有效渠道。

未来，各国家临床医学研究中心将不断编写分册，纳入更多疾病种类，使更多读者受益。希望相关机构可以紧追信息化时代潮流，利用移动端、电视、广播、互联网等平台，广泛促进"健康中国·疾病管理"丛书在学校、社区及农村的传播，多层次、多渠道地惠及广大公众，帮助其树立科学、先进的健康理念，掌握科学的健康方法和知识，推动健康科普知识的全民普及，共享科技发展成果。

丛书凝聚了各国家临床医学研究中心、各位专家学者和科技工作者的智慧、经验和汗水，借此机会向你们致以衷心的感谢和诚挚的敬意！站在中国发展进程的关键时期，我们迎来"十四五"规划的新征程。

"十四五"是我国开启全面建设社会主义现代化国家新征程的第一个五年，更是推动我国科技创新及卫生健康事业高质量发展的重要历史机遇期。希望医学科普工作立足前沿，坚持发展创新，为推动健康中国建设、实现中华民族伟大复兴的中国梦贡献更大的力量！

科技部社会发展科技司

2023 年 2 月

健康中国·疾病管理丛书
推荐序

2021 年 3 月，习近平总书记在福建省三明市调研时指出，健康是幸福生活最重要的指标，健康是 1，其他是后面的 0，没有 1，再多的 0 也没有意义。"健康是 1"彰显了中国共产党始终不变的"为中国人民谋幸福，为中华民族谋复兴"的初心使命，饱含着以习近平同志为核心的党中央"始终把人民生命安全和身体健康放在第一位"的深沉真挚的人民情怀。

为进一步科学普及健康知识，提高全民健康素养水平，由科技部、国家卫生健康委、中央军委后勤保障部和国家药监局等部门牵头，国家临床医学研究协同创新战略联盟秘书长单位（首都医科大学附属北京友谊医院）组织，联合各国家临床医学研究中心编写"健康中国·疾病管理"丛书。

丛书由各领域知名专家领衔编写，聚焦人民群众常见的健康问题，根据常见病种分类独立成册，充分发挥各国家临床医学研究中心的特色及学科优势，从预防、诊断、治疗、康复和问答等 5 个方面介绍疾病相关知识，使读者可以充分了解疾病，树立健康观念，做到早预防、早发现、早诊断、早治疗，为改善疾病预后、延长健康寿命年提供了重要参考。

丛书凝聚了各国家临床医学研究中心及各位专家学者的智慧、经验和汗水，在此向你们致以衷心的感谢和崇高的敬意！站在"两个一百年"的历史交汇点上，相信医学科技工作者能够立足前沿，坚持发展创新，为推动健康中国建设、实现中华民族伟大复兴的中国梦贡献智慧和力量！

中华医学会会长

中国科学院院士

北京协和医院名誉院长

2023 年 2 月

前　言

　　骨质疏松症是一种"静悄悄的流行病"，但其发病率高、危害性大！绝大部分人群即使患病，在早期也无法自我知晓，女性一生发生骨质疏松性骨折的危险性高于乳腺癌、子宫内膜癌和卵巢癌的总和，且每年绝经后女性死于骨质疏松性骨折的人数已超过因乳腺癌和卵巢癌而死亡的人数总和！男性一生发生骨质疏松性骨折的危险性高于前列腺癌。

　　早知晓、早干预、早诊断、早治疗，是骨质疏松症及其骨折防治的最根本措施。因此，当国家临床医学研究协同创新战略联盟组织编写"健康中国·疾病管理"丛书时，我们就第一时间把《骨质疏松症管理手册》提上日程，将其与糖尿病等重大慢病的管理手册编写放在同等重要的位置，目的在于第一时间将骨质疏松症的相关知识普及给百姓，让更多的人认识并重视这一疾病。

　　本书力争以最通俗化的语言和最直观的图片，让大家认识到什么是骨质疏松症、什么原因引起骨质疏松症、骨质疏松症会造成哪些危害，进一步让大家能够对自己是否易患骨质疏松症、是否已患骨质疏松症、是否已有骨质疏松症的并发症做出初步的判断；最终让大家了解一些骨质疏松症及其并发症的预防方法、治疗手段，从而使更多的人能"挺起脊梁，身子硬朗"。同时，使更多的人能摆脱全身不明原因的"慢性骨痛""进行性驼背""越长越矮"，为健康中国的建设增添一份力量。

我们的初衷是针对中老年人开展骨质疏松症科学普及，但本书也适用于儿童青少年和年轻人群。好的骨骼要"从娃娃抓起"，这样能使年轻人的峰值骨量储存到最高。医学工作者也能从本书中学到一些通俗易懂的知识和骨质疏松症问答的"民间技巧"。希望不同年龄层次、不同工作性质的人群都能"开卷有益"。

　　当然，由于时间的仓促和我们的经验依然有限，本书还有可能存在个别纰漏，请大家提出宝贵意见，让我们再版时能及时纠正。

　　愿本书能带给您一副强健的骨骼，愿大家一起为健康中国战略的早日实现贡献力量！

2024 年 2 月

目　录 ·················· CONTENTS

第一章
什么是骨质疏松症

骨质疏松症是骨头"松动"了吗?

顾名思义,"骨质疏松症"这个词本身可以理解为"骨基质稀疏、松散";但也有人看到这个词,就以为是"骨头松垮,使不上劲";其实不然,理解为"骨基质稀疏、松散"更为准确。这里的"骨质"不是单指我们常说的"骨头",而是包括皮质骨、松质骨在内的骨基质,这些基质的主要成分绝大部分为钙、磷等无机盐和胶原蛋白等有机成分,"疏松"的含义在于构成骨基质的无机盐和有机成分都丢失了,使原本坚固硬朗的骨头的硬度和韧性都被削弱,难以承受其本应承受的重力,便成了骨质疏松,导致更容易发生骨折,渐渐地变成了又酥又脆的朽木一般。

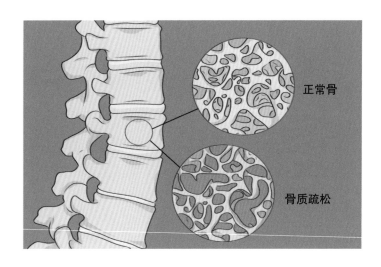

正常骨

骨质疏松

我们的骨头外面是一层坚硬的壳,包裹着里面海绵状的骨组织(骨小梁),其完整性、柔韧性是靠骨形成与骨吸收的动态平衡来维持的。从

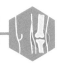

出生到成年，骨形成占优势；成年后，骨吸收与骨形成达到平衡；到了老年，骨形成减慢，而骨吸收加快，加上其他多种原因导致的骨代谢异常，骨吸收大于骨形成，骨量减少、骨的微观结构退化后，骨骼就如同朽木一般易折断。

世界卫生组织认为骨质疏松症是一种以骨量减低、骨组织微结构损坏，导致骨脆性增加、易发生骨折为特征的全身性骨病；而中医学将绝经后骨质疏松症归属为"骨痿"范畴，其主要是由于绝经后女性肾精不足等因素导致骨失滋养的全身性骨骼慢性疾病。

骨质疏松症分为原发性骨质疏松症和继发性骨质疏松症两大类。其中，原发性骨质疏松症包括绝经后骨质疏松症（Ⅰ型）、老年骨质疏松症（Ⅱ型）和特发性骨质疏松症（包括青少年型）；继发性骨质疏松症指由任何影响骨代谢的疾病和（或）药物及其他明确病因导致的骨质疏松症。

那么，哪些人群易患骨质疏松症呢？绝经后的女性、老年人（不论男女）、存在一个或多个骨质疏松症高危因素的人群，如母系家族史、体重指数过低或严重肥胖、性腺功能低下、不良生活方式（如嗜烟、酗酒、咖啡因摄入过多）、长期营养不良或钙摄入不足、蛋白质摄入过多或不足、高盐饮食、活动少和日照少等）、自己有过一次轻微外力所致骨折史或父母有骨质疏松性骨折史的人群、服用过或正在使用影响骨代谢的药物的人群，尤其需要注意防范骨质疏松症。

目前骨质疏松症的防治现状不容乐观，主要存在以下问题：公众缺乏相关防治知识；疾病知晓率低、就诊率低；治疗费用高、药物不良反应

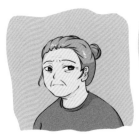

绝经后的女性、
老年人（不论男女）

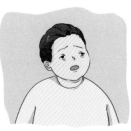

严重肥胖、性腺功能低下

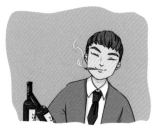

不良生活方式，
如嗜烟、酗酒、咖啡因摄入过多

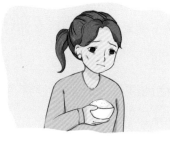

长期营养不良或钙摄入不足、
蛋白质摄入过多或不足、高盐饮食

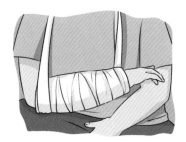

有过一次轻微外力所致骨折史

及合并症较多；对高危人群缺乏准确性高且简便易行的统一筛查手段，确诊采用的双能 X 线骨密度检查仪价格昂贵；基层临床医生对骨质疏松症不够关注、规范诊治程度不高；骨质疏松症患者治疗依从性差等。

这里的"骨质疏松"静悄悄

既然骨质疏松症不是骨头"松动",那患该病的人有什么症状呢?其实,早期患者并没有察觉到的临床症状,甚至不会有任何不适感,因而,世界卫生组织将其称为一种"静悄悄的流行病",但在出现骨质疏松症的任何症状之前进行早期诊断,防患于未然,避免发生骨折,绝非一件易事。到了骨量有明显丢失的阶段,甚至到了晚期,患者可表现出疼痛、脊柱骨骼变形、脆性骨折等主要症状。同时,患者会出现心理异常和生活质量下降:主要的心理异常包括恐惧、焦虑、抑郁、暴躁、自闭、缺乏自信心;生活质量下降包括自理能力显著下降,变得沉默寡言、饮食减少、精神萎靡。

当然,比较严重的骨质疏松症才会发生上述症状,大部分人没有症状或仅有可以忍受的"小问题",发病"悄无声息",不易察觉,导致骨质疏松症在全球静悄悄地流行。2016 年中国大陆 60 岁以上的老年人骨质疏松症患病率为 36%,其中男性为 23%,女性为 49%;40 岁以上人群骨质疏松症发病率为 24.62%。骨质疏松症患病的增长速度也很快,男性与女性每 10 年骨质疏松症增长率分别约为 15% 和 20%,其原因除老年、绝经、疾病和药物等危险因素外,还与环境因素密切相关,如广泛地使用防晒霜、运动越来越少等。

遗憾的是,人们对骨质疏松症的认识是远远不够的。在骨质疏松症患者中,知晓自己患病的比例非常低,40 ~ 49 岁骨质疏松症患者的患病知晓率仅为 0.9%，50 岁以上患者的患病知晓率也仅为 7%。50 岁以上人群中，接受过骨密度检测的比例为 3.7%，其中女性为 4.3%，城市为 7.4%，农村为 1.9%。

　　骨质疏松症最严重的后果是骨质疏松性骨折，这种骨折是指骨组织发生实质结构疏松、骨脆性增加等病理生理改变后，在低能量甚至无暴力情况下发生的一种病理性骨折。其发病特点为：轻微外力或负重可导致骨折，以胸腰椎、髋部、桡骨远端的骨折比较常见，可合并多处骨折；发生后愈合比较难，常伴全身骨痛，骨密度明显降低。骨质疏松性骨折以高发病率（13%）、高致残率、高致死率的特征严重危害人类健康，成为继心血管疾病、糖尿病之后的第三大慢性疾病，是老年患者致残和致死的主要病因之一。女性一生发生骨质疏松性骨折的危险性高于乳腺癌、子宫内膜癌和卵巢癌的总和，男性一生发生骨质疏松性骨折的危险性高于前列腺癌。根据流行病学调查，2010 年我国骨质疏松性骨折患者达 233 万人，其中髋部骨折 36 万人，椎体骨折 111 万人，其他骨质疏松性骨折 86 万人，为此医疗支出 649 亿元。据预测，至 2050 年，我国骨质疏松性骨折患病人数将达 599 万人，相应的医疗支出高达 1745 亿元。

　　面对这种"静悄悄的流行病"，每个人都有必要去了解相关的防治知识：①了解骨质疏松症的病种、发病原因、临床具体表现、初步病理机制，获得更多关于本病的健康知识，积极配合医护人员工作。②养成良好的生活习惯和合理的生活方式，能使骨质疏松症得到有效预防和缓解。③知道如何合理饮食、均衡营养，科学认识膳食营养在预防和改善骨质疏松症方面的积极作用。

　　针对已经患有骨质疏松症的人群，在治疗后依然要进行相关健康教育；对于压力比较大者，可找专业的医生进行心理健康与生活质量的评估。绝经后骨质疏松症患者容易出现睡眠障碍、焦虑、抑郁、暴躁、自闭、恐惧等精神症状，给生活、工作、社交等社会活动造成障碍，调整心态或者找专业的心理医生进行心理疏导。骨质疏松症虽然静悄悄地来，但我们必须非常"隆重"地把它送走。

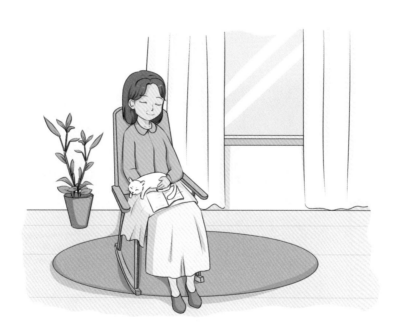

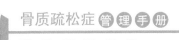
骨质疏松症患者"捉妖记"

56岁的朱阿姨家住乡村，村里还保留着一些古老的习俗。由于子女都在外务工，家里的地不是被征用，就是承包给别人种苗木了。这一天，朱阿姨和乡邻玩桌牌已是下午五点半，想着尽快回家给老伴做饭，边起身边推开牌桌旁的椅子，突然，感觉背后有什么东西一冲，同时出现眼花和眩晕，随后被"冲撞"的部位出现疼痛症状，闪腰了。"这很常见，只是普通的腰伤，休息几天就会好"，朱阿姨想。

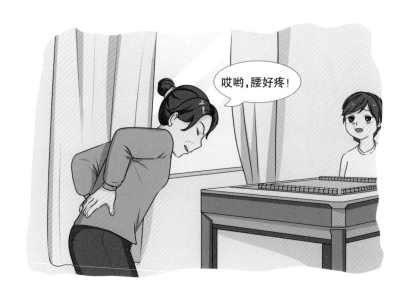

回到家后，朱阿姨大部分时间睡在床上休息，1周过去了，疼痛没有明显减轻，反而身体其他部位（如腿、肩膀、髋部）也开始疼痛，一会儿

腿痛、一会儿髋部痛，腰部的疼痛也不见好转，而且精神一天比一天差，平时爱说爱笑的朱阿姨慢慢变得沉默寡言，饭也吃不下。乡邻在传言，朱阿姨可能被"妖怪"上身了。考虑到子女在外忙于工作，朱阿姨没有告诉子女自己被"妖怪"冲撞之事，而是听从乡邻的意见，请道士做了一天法事。可 2 周过去了，朱阿姨还是未见好转；只好打电话把外边工作的儿女叫回来，儿女开车把朱阿姨送到医院，经影像学检查一看，朱阿姨腰椎压缩性骨折，骨密度非常低。虽然朱阿姨家住乡村，但由于家里没地要种，很少干农活，平时白天打牌，很少户外运动，加上缺乏相关营养知识，平时没有补充钙和维生素 D，导致血清维生素 D 严重缺乏。后来，经过医生诊断，附身朱阿姨的"妖怪"原来是骨质疏松症。经过积极治疗，朱阿姨解除了病痛，恢复了健康。

纵观朱阿姨起病与诊疗过程，为什么她会把骨质疏松症造成的椎体压缩性骨折当成被"妖怪"冲撞了呢？首先，朱阿姨对骨质疏松症的相关知识一无所知，平时没有觉察到自己患有骨质疏松症的事实。其次，由轻微外力甚至没有外力而是自身负重站立的情况下造成的单个椎体压缩性骨折，且压缩程度不高，没有太大的影响行走。最后，朱阿姨伴有神疲乏力、少气懒言、食少纳呆等相关不适症状，与传言被"妖怪"附身相似。其实，上述这些症状正是骨质疏松症的特点，很多人骨折前仅有骨痛或一些"坚持一下就能忍受"的症状，没有太在意。幸好朱阿姨的子女把她接到医院就诊，如果继续在家躺着，骨质疏松症这一"沉默的杀手"，可能会对朱阿姨造成严重的后果。

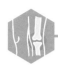
　　从上述例子可以看出，我国尤其是农村人群的骨质疏松症知识普及程度远远不够，骨质疏松症的健康教育有待加强；骨质疏松症患者的普查和治疗没有系统化。应针对不同年龄段人群进行骨质疏松健康教育，绝经后女性、60岁以上老年人及骨密度下降的人群是防治的重点对象。相信通过广泛的健康科普教育，类似朱阿姨身上的"妖怪"会越来越少，甚至消除。

第二章
骨质疏松症的危害及早期识别

骨质疏松症的危害

很多人都认为骨质疏松症是小病，治不治无所谓，认为自己只需要吃点钙片、喝点牛奶和骨头汤就没事了，根本不会想到还需要去医院治疗骨质疏松症，直到骨折才后悔莫及。实际上骨质疏松症给患者带来的危害是非常大的，下面我们一起看看骨质疏松症的危害都有哪些吧。

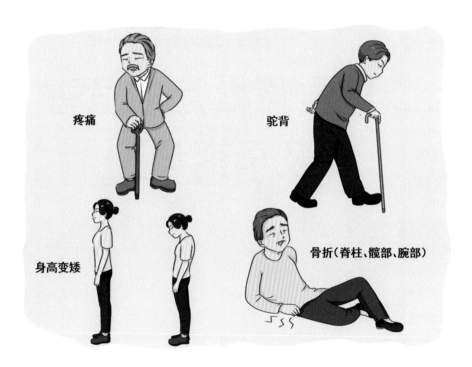

疼痛

驼背

身高变矮

骨折（脊柱、髋部、腕部）

▌疼痛

骨质疏松症患者半数以上都会有疼痛，主要为多发性和全身性疼痛。

最常见的是腰背酸痛，其次是肩背、颈部或腕、踝部疼痛，患者通常说不清楚引起疼痛的原因和疼痛的感觉，也指不出具体的疼痛部位。骨质疏松症患者的疼痛可发生于坐位、立位、卧位或翻身时，症状时轻时重，表现为仰卧或坐位时疼痛减轻，久立、久坐时疼痛加剧；日间疼痛减轻，夜间和清晨醒来时加重。

骨骼变形

骨质疏松症患者的骨骼变形主要表现为弯腰驼背和身高变矮，多在疼痛后出现。脊椎椎体前部几乎多为松质骨组成，脊柱是身体的支柱，负重量大，随着骨量的丢失容易压缩变形。椎体的压缩使脊椎前倾形成驼背。随着年龄增长，骨质疏松症加重，驼背曲度加大，进而造成患者背痛及心、肺功能显著下降和胃肠功能紊乱等，导致生活质量严重下降。

骨折

骨质疏松性骨折是指受到轻微创伤或日常活动中即可发生的骨折，是骨质疏松症的严重后果。骨质疏松症每年引起全球范围约890万例患者发生骨折，全球平均每3秒发生1例骨折，50岁以上约1/3的女性和1/5的男性将会发生骨质疏松性骨折。骨质疏松症最常见的骨折是椎体压缩性骨折，就像一块正常的海绵被压扁了一样。椎体压缩性骨折使整个脊椎骨变形，这也是老年人身材变矮的原因之一。骨质疏松症导致骨折，可明显增加老年人的病死率和致残率。

髋部骨折是最严重的骨质疏松性骨折，一般需要外科手术治疗，术后只有少数患者能够完全恢复至骨折前水平，有25%～35%的患者出院后日常生活不能自理。髋部骨折可导致约20%的患者在1年内死亡、

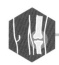

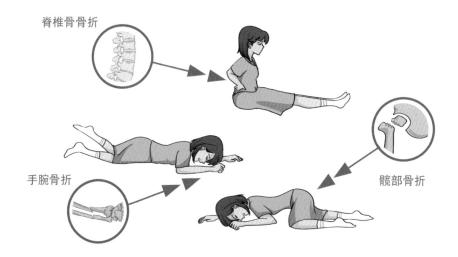

脊椎骨骨折

手腕骨折

髋部骨折

约 20% 的髋部骨折患者在 1 年内再次发生骨折，严重危害患者健康。

老年人骨折可引发或加重心脑血管并发症，导致肺部感染和褥疮等多种并发症的发生，严重危害老年人的身体健康，甚至危及生命，病死率可达 10% ～ 20%。

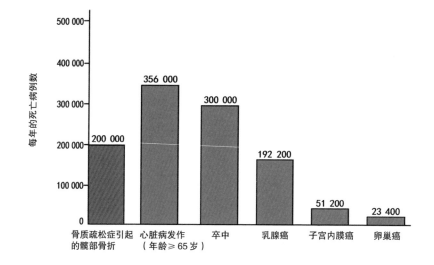

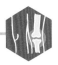

骨质疏松症及其骨折对患者心理状态的危害常被忽略。一些老年人因为骨质疏松症导致骨折难以恢复，需要长期卧床，生活难以自理，生活质量严重下降。同时因骨折后缺乏与外界接触和交流，容易使患者出现心情恐惧、抑郁、焦虑、自信丧失等，给患者造成巨大的心理负担，严重影响患者的身心健康。

总之，骨质疏松症的危害巨大，是老年患者致残和致死的主要原因之一。发生髋部骨折后 1 年之内，20% 患者会死于各种并发症，约 50% 患者致残，生活质量明显下降。而且，骨质疏松症及其骨折的医疗和护理需要投入大量的人力、物力和财力，造成沉重的家庭和社会负担。防治骨质疏松症刻不容缓！

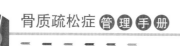

骨质疏松症为什么看代谢内分泌科？

骨科患者：医生，我全身骨头痛，你帮我看看是不是骨头有问题？

医生：先去做一个骨密度检查。

患者：医生，骨密度检查结果显示我有骨质疏松症，怎么办？

医生：你需要去代谢内分泌科看病……

风湿免疫科患者：医生，我全身关节都疼，你帮我看看是不是有风湿疾病？

医生：先去做一个骨密度检查。

患者：医生，骨密度检查结果显示我有骨质疏松症，怎么办？

医生：你需要去代谢内分泌科看病……

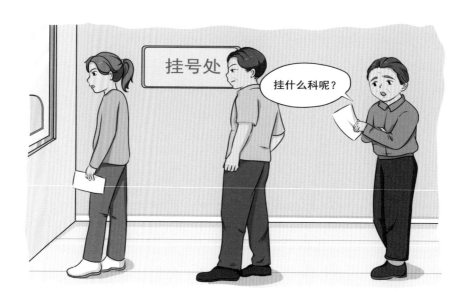

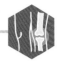

这样的场景每天都会在医院的妇产科、疼痛科、肾病科、骨科等各个科室上演。一旦患者经骨密度检测被确诊为骨质疏松症，都会被相关科室的医生推荐去代谢内分泌科就诊。骨质疏松症，一个以全身疼痛和容易骨折作为主要临床表现的疾病为什么要看代谢内分泌科呢？

其一，骨质疏松症在绝经后女性中特别多见，雌激素减少是发生骨质疏松症的重要因素；其二，骨质疏松症可由多种内分泌代谢相关病因导致。在诊断原发性骨质疏松症前，一定要重视和排除其他影响骨代谢的疾病，以免发生漏诊或误诊。确诊骨质疏松症须详细了解病史，筛查可能导致骨质疏松症的各种病因及药物。骨质疏松症是代谢性骨病之一，因此骨质疏松症患者应该看代谢内分泌科的骨代谢专科。

然而大多数骨质疏松症的患者认为自己的骨头出了问题，往往会先求助于骨科医生。但实际上骨科医生更侧重于处理（如骨折、骨关节炎及骨肿瘤等）需要进行手术的骨科疾病，考虑的是如何做手术和怎样把手术做得更好，骨质疏松症这种因骨量丢失导致的慢性代谢性骨病一般是不需要做手术的，故一般不在骨科医生的诊疗范围。有些代谢内分泌学科有专门的代谢性骨病亚专科，主要针对的就是骨质疏松症及其他暂时不需要手术的骨病患者。骨质疏松症是一种慢性疾病，其首要治疗措施是调整生活方式和应用骨健康基本补充剂。经骨密度检查确诊为骨质疏松症的患者还需要系统使用抗骨质疏松症的药物治疗。

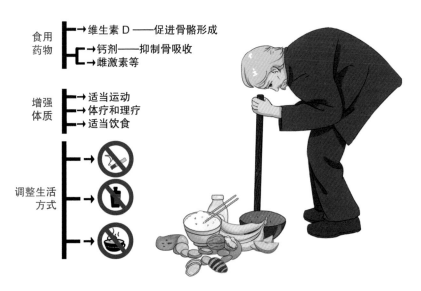

食用药物
→维生素D——促进骨骼形成
→钙剂——抑制骨吸收
→雌激素等

增强体质
→适当运动
→体疗和理疗
→适当饮食

调整生活方式

　　骨质疏松症的治疗是一个长期的过程。骨质疏松症药物治疗的目的是改善症状、显著提高骨强度，从而降低骨折风险。代谢内分泌科的医生管理骨质疏松症会着重于从患者的饮食、运动、药物的选择及骨折的预防和如何更好地监测疗效等方面入手，全方位地进行骨质疏松症患者的管理和治疗。当然，如果你发生了骨折，建议到代谢内分泌科和骨科进行联合治疗，这样效果更好！

骨质疏松症的早期识别

骨骼构成人体的支架，赋予人体基本形态，其支持体重、保护内脏，是人体的重要器官。支撑身体的骨骼是非常坚硬的，但是发生骨质疏松症时，再坚硬的骨骼也会变得非常脆弱，容易骨折。《中国骨质疏松症流行病学调查报告（2018）》显示，骨质疏松症已经成为我国50岁以上人群的重要健康问题。

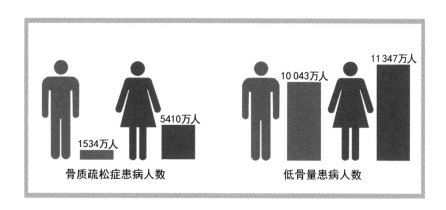

2015年《中国骨密度状况调查报告》显示骨质疏松症有年轻化趋势，35岁后，骨质疏松症的发病率从1%上升至11%。那么，如何早期识别自己是不是患有骨质疏松症呢？

国际骨质疏松症基金会发布了"1分钟骨质疏松症风险评估题"，提示了导致骨质疏松症发生的危险因素，下述问题可以自测一下。

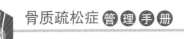

■ 无法改变的危险因素

（1）父母是否曾被诊断为骨质疏松症或曾在跌倒后骨折？

（2）父母中 1 位有驼背？

（3）你的年龄超过 60 岁了吗？

（4）成年后是否曾因摔倒而骨折？

（5）是否经常摔倒（过去 1 年超过 1 次），或常因身体较虚弱害怕摔倒？

（6）身高是否比年轻时减低超过 3 cm 以上？

（7）是否体重过轻？

（8）曾连续 3 个月以上服用"可的松""强的松"等药品吗？

（9）是否患有类风湿性关节炎？

（10）是否被诊断出甲状腺疾病或是甲状旁腺疾病？

■ 女士请继续作答

（11）是否在 45 岁或之前就已绝经？

（12）除了妊娠、更年期或切除子宫外，是否曾连续 12 个月以上没有月经？

（13）是否在 50 岁前切除卵巢并且没有服用激素补充剂？

■ 男士请继续作答

（14）是否曾经因雄激素过低而出现不举、缺乏性欲等症状？

■ 自己可以改变的危险因素

（15）每日喝酒是否过量？（超过 2 单位，约 500 mL 啤酒或 160 mL

葡萄酒）

（16）现在或过去是否经常吸烟？频率如何？

（17）是否每日运动量少于 30 分钟（包括家务、散步、慢跑等）？

（18）是否不食用乳制品，同时没有服用钙片？

（19）每日户外活动时间是否少于 10 分钟（包括身体被太阳光晒到），同时没有服用维生素 D 补充剂？

> **测评结果：** 以上问题只要有一题回答"是"，就代表具有骨质疏松症的危险，可能导致骨折，最好到医院进行骨密度检测。

骨密度检查适用于有骨质疏松症风险的人群，通过使用国际骨质疏松症基金会发布的"1 分钟骨质疏松症风险评估题"，可以初步判断是否需要进行检查。骨密度检查并不是老年人的专利，由于许多人存在不良的生活习惯，导致骨质疏松症提前发生的大有人在。在目前骨密度检测的方法中，用双能 X 线片吸收测量法（DXA）测量腰椎正位和髋部（股骨近端）的骨密度是目前国际公认的骨质疏松症诊断的"金标准"。

中国已经开始迈入老龄化社会，骨质疏松症会影响人的生活质量甚至寿命。骨质疏松症是可防可控的疾病，早期预防、早期诊断、早期治疗是关键。让我们一起关注骨质疏松症，关注自己的骨骼健康！

第三章
骨质疏松症的危险
因素与防控

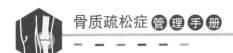

骨质疏松症的危险因素

如果能控制引起慢性疾病的各种危险因素，就做到了慢性疾病发生的真正预防，称为疾病一级预防。随着社会人口老龄化，骨质疏松症成为常见慢性疾病之一。那么该如何防治骨质疏松症的发生与发展呢？我们应全面而科学地了解发生骨质疏松症的各种危险因素。那么骨质疏松症的危险因素有哪些呢？总体而言分为两个方面，即固有因素和非固有因素，也称不可控因素和可控因素。下面仔细解读骨质疏松症的各种危险因素，若能积极全面地控制好这些因素，当然主要是针对可控因素，就能远离骨质疏松症，达到健康骨骼、减少骨痛与乏力、预防骨折发生、提高生活质量的目的。

骨质疏松症的常见危险因素包括以下几种。

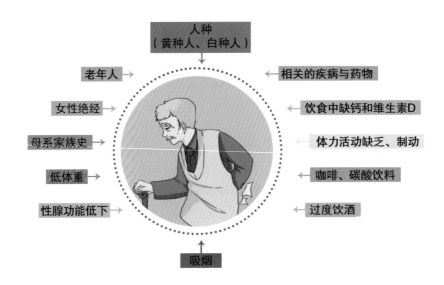

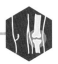

固有因素（不可控因素）

人种

我们出生于中华大地，由于固有经度和纬度的地理位置及阳光日照和生活习惯等因素的影响，总体而言，我国特有的黄色皮肤对骨质疏松症缺乏一种"免疫力"。有相关证据表明：白色人种和黄色人种患骨质疏松症的危险高于黑色人种，这可能与不同人种中维生素D受体的分布不同有关，且在髋部骨折的发病率上，黄色人种比白色人种还要高。有研究表明，克老素（Klotho，KL）基因（一种与抗衰老、抗老化有关的基因）缺陷的小鼠骨组织出现类似于骨质疏松症改变，而在不同种群中，其KL基因的单核苷酸多态性（基因上一个核苷酸的变化）与骨密度也有明确相关性。

老年人

俗话说"树老心空"，人老呢？那就是骨质疏松症。空心树容易断，骨质疏松症容易引发骨折。生活中，小孩子怎么摔一般都不会骨折，但是好多老年人轻轻一摔就会骨折，有的老年人竟然连坐公交车时遇上急刹车都会骨折。这是为什么呢？因为随着年龄增加，老年人的运动时间减少，肌肉强度减弱，骨头受到的刺激减少，骨密度逐渐降低，极易导致骨质疏松症。因此，建议老年人不仅要保持规律运动，锻炼肌肉，同时注意防止跌倒摔伤，才可有效防止骨质疏松性骨折的发生。

女性绝经

对于女性而言，雌激素如同"命根子"，雌激素不仅仅能使女性美丽、

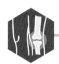

富有女人味，还是女性健康的"保护伞"，保护着女性的身心健康，是女性终身依赖的不可或缺的物质。女性绝经后雌激素水平下降、骨吸收破坏增加是女性绝经后发生骨质疏松症的主要原因。根据这个原理，女性绝经后在医生指导下适当补充雌激素类似物可以减少骨质疏松症的发生。

■ 母系有骨质疏松症家族史

母系有骨质疏松症家族史，就是其母亲、外婆等患有骨质疏松症的人容易得骨质疏松症，这可能与家族遗传基因相关。如果是这种情况，一定要早筛查、早治疗。

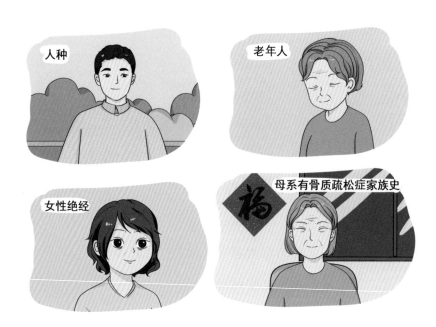

非固有因素（可控因素）

▍低体重

体重和体型是机体健康的常用指标，体重应该与其年龄、身高相匹配。标准体重简易计算方式为：男性标准体重 = 身高（cm）–105（kg），女性在此基础上乘以 0.9。体重指数较为复杂，但更科学。体重指数 = 体重（kg）/ 身高（m）^{2}。男性标准范围为：19 ~ 25 kg/m^2；女性标准范围为：18 ~ 24 kg/m^2。男性腰围低于 90 cm，女性腰围低于 85 cm。

如今，各种美味佳肴琳琅满目，体力劳动明显减少，肥胖或超重人群较多，稍不注意体重就会增加，出现小肚腩或"将军肚"。当然体重偏轻或营养不良的人群也存在。

临床上我们常发现这样的情况，体型偏瘦和体型偏胖的 2 个人同时摔倒，往往体型偏瘦的人容易骨折，而偏胖的人没事，这是为什么？很多人会说：因为身体胖摔倒，还有脂肪、肌肉缓冲一下。

其实，体重过低的人比较容易患骨质疏松症，因为骨骼是一种重力感受器官，负重会刺激骨生成，体重低的人对骨的负重也轻，而且肌肉收缩会刺激骨生成，体重过低的人如果肌肉量少，也会加重骨质疏松症。另外，脂肪组织能够促进雄激素向雌激素转换，体重低的人脂肪含量少，雌激素则进一步减少并增加骨吸收，甚至导致骨质疏松症。在如今物质丰富的时代，除非机体存在某些疾患或有严重偏食习惯，才可能导致营养不良，造成体重过低。一旦出现体重较低，就应积极寻找原因，从而进行相关病因治疗。常见导致体重下降的原因有糖尿病、甲状腺功能亢进症、肾上腺皮质功能减退、神经性厌食、结核病、消化道疾病、肿瘤性疾病等。

性腺功能低下

性激素是我们能够成为真正的男性或女性必须具备的条件，是维系我们身体机能正常运行非常重要的激素。

女性雌激素下降、骨吸收增加是女性骨质疏松症，尤其是绝经后骨质疏松症发生的主要原因。当然，男性雄激素的减少也是导致骨量丢失从而引起骨质疏松症的主要因素。最近研究表明，睾酮可以在脂肪和骨髓芳香化酶的作用下转化为雌激素，睾酮对骨的作用很大限度上要通过雌激素介导，并且有资料表明，男性骨量的丢失主要与雌激素水平的降低相关，其次与雄激素水平的降低相关。因此，性腺功能低下的人，雌激素、雄激素水平低下，导致骨吸收增加，进一步导致骨质疏松症。

对于性激素水平低下的人，在医生指导下适当补充性激素可以降低患骨质疏松症的风险。

生活方式

吸烟：对人体健康有损害，大家较为熟知，但是烟草具有悠久的应用历史，吸烟这种不良习惯为什么能够长期且广泛地存在呢？首先，吸烟有一定的成瘾性，年轻人可能作为一种时尚或潇洒的标志；其次，吸烟可以提起精神，尤其是对于需要长期熬夜的部分职业者，如作家、医生、警察、演员等；最后，吸烟可能被误认为是某种身份的象征。那么吸烟究竟怎样影响骨头呢？有研究显示：长期吸烟者更容易发生骨量减少或骨质

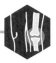

疏松症，其中的原因可能是烟草中的镉、尼古丁等有害物质能破坏骨细胞的增殖、分化功能，并导致骨质的流失；烟草中的尼古丁还可影响钙的吸收；烟碱还能抑制成骨细胞而刺激破骨细胞的活性。因此为了你的骨骼健康，我们提倡尽早积极戒烟。

过度饮酒：酒文化可谓博大精深，自古以来，有许多名诗名句、快意情仇出自酒后，甚至有科学证明适量饮酒有益身心健康、让人长寿。可是过量喝酒会加重骨质疏松症，使骨折危险度增加。乙醇引起骨质疏松症的原因是多方面的，主要与抑制成骨细胞功能、影响性激素分泌、干扰肝细胞维生素 D 代谢及甲状旁腺激素（parathyroid hormone，PTH）分泌、引起慢性低营养状态相关。

咖啡：生活中有很多人喜欢饮咖啡，咖啡能提神、增强体力、提高神经兴奋性，这是咖啡健康积极的一面；但是咖啡对健康又有很多消极的影响，在健康领域，咖啡一直被列入黑名单，甚至与烟酒齐名。对于人体骨代谢，咖啡使尿钙排泄增加，过多饮咖啡可致体内钙负平衡，从而降低骨量。每日钙摄取量 800 mg 以下或每日咖啡 450 mL 以上者骨量减少速度快，当然如钙摄取充分，则骨量不受咖啡影响。因此，有钙代谢负平衡的高龄者和钙摄取量少者，长期饮咖啡容易造成骨质流失。咖啡同时影响肠道对维生素 D 和钙剂的吸收，也会加重骨质疏松症。从这一方面讲，我们建议平时钙摄取量不足人群不要饮咖啡。

碳酸饮料：看看碳酸饮料的配料表，不难发现，其中有一种是"磷酸"，当然还有"碳酸"。通过资料可知磷酸会降低人体内钙的吸收，

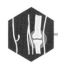

过量的磷酸和碳酸容易带走人体内大量的钙物质，造成骨质疏松症。正值生长发育期的儿童与青少年，需要充分的钙质使骨骼正常生长发育，维持良好的骨骼新陈代谢，并使骨密度达到最佳状况，因此尽量少饮用碳酸饮料。

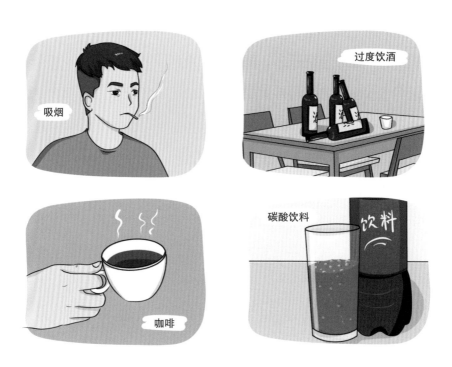

体力活动缺乏、制动：有这样一个病例，男性，40岁，由于车祸骨折，在家卧床休息了1个月，1个月后来医院检查发现骨密度明显降低。不难看出，长期活动缺乏会降低骨量。保持正常的骨钙量和骨密度需要不断的运动刺激，而适当的力学刺激和负重有利于维持骨重建、修复骨骼微损伤、避免微损伤累积所导致的骨折，而长期活动缺乏、制动，会导致废

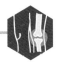

用性骨质疏松症。由各种原因导致全身或局部制动还可造成肌肉废用性萎缩；关节固定 2 周以上可造成肌肉萎缩，且石膏固定后肌肉萎缩比卧床休息要明显得多。

正常人卧床时使用背肌和下肢肌肉翻身，就可以减少肌肉萎缩，而瘫痪和老年患者则会出现更多的肌肉萎缩。健康人卧床休息 7 天，大腿肌肉量即可降低 3%，1 个月肌纤维横断面积减少 10% ～ 20%，2 个月可能减少至 50%。而早期站立也有利于减少肌力下降，肌肉电刺激也可以减轻制动导致的肌力下降。

当然，维持骨密度，还需要重力的作用。我们走路、上楼、工作生活都处在重力作用下，再加上肌肉的收缩，全身骨骼都受到不同力的作用，这对骨骼的生长、发育及维持骨量都很重要。骨组织内有骨细胞，每个细胞边缘伸出长长的"伪足"样结构，具有感受应力的功能，并把受到的应力进行放大，从而引起细胞的生理活动改变，维持骨组织的重建与代谢平衡。一旦失重，这些细胞失去应有的刺激，细胞的成骨活动减少或停止，时间久了即可引起骨质疏松症。据报道，宇航员在飞船上的 4 天，其骨矿含量可明显下降，时间更长则骨量大量丢失，以至于四肢脆弱、易断，有的宇航员下飞船后要被扶着离开，有的则需被抬着走，这样做的目的在于预防因骨量丢失而引起骨折。

蛋白质摄入不足或过多：低蛋白饮食导致人体营养不良，影响骨的生长发育和骨量。然而高蛋白饮食也会造成尿钙排出量增多，使身体丢失钙增加而进一步导致骨质疏松症。因此进食适量蛋白质才有利于骨健康。

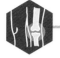

高钠饮食: 如果患者平时吃盐多,尿钠就排出多,同时尿钙排出量也会增多,身体内的钙丢失也就会增多。防治骨质疏松症提倡低盐膳食,可以避免从尿中过多丢失钙,有利于人体保钙。

钙和维生素 D 缺乏: 人体中骨骼代谢最基本的原料就是钙和维生素 D,这两种原料一旦缺乏就会引起骨质疏松症的发生与发展。维生素 D 往往是促进钙吸收的重要物质基础。单纯补充钙片,而没有补充充足的维生素 D,常常难以奏效。

药物

有些药物如糖皮质激素、甲状腺激素、抗癫痫药物、抗凝药物等也会影响骨代谢,长期使用这些药物可导致骨质疏松症。

糖皮质激素与骨质疏松症: 糖皮质激素是一把双刃剑,用得好就是良药,用得不当就可能成为"毒药"。糖皮质激素有着独特的身份,号称"生命激素",有强大的抗感染、调节免疫、维持体内水电解质平衡等重要作用,在许多情况下,尤其是危及患者生命时,此类药物扮演着重要的角色。同时,糖皮质激素又有一些意想不到的不良反应,如肥胖、高血压、高血糖、胃肠出血及加重骨质疏松症或骨关节坏死等。糖皮质激素对成骨细胞和破骨细胞产生直接作用,促进破骨细胞的生成,增加成骨细胞的凋亡,延长破骨细胞的寿命,导致骨形成障碍和骨吸收增加。糖皮质激素抑制成骨分化,使成骨细胞群处于未成熟状态,从而降低成骨细胞的数量和功能。任何剂量的糖皮质激素均能导致骨量减少甚至骨质疏松症,而且骨质疏松症与激素的初始量和用药时间成正比。因此,在临床中若须使用该

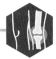

类药物，往往须权衡利弊、反复思量，既能使此药发挥出其良好的治疗作用，又能尽可能避免其诸多不良反应发生。

甲状腺激素与骨质疏松症：大剂量的甲状腺激素治疗可以增加骨量丢失和骨折的风险。因此在治疗甲状腺癌术后、甲状腺功能减退症患者的过程中，注意调整甲状腺激素用量，尽可能地减少骨质疏松症的发生。

质子泵抑制剂与骨质疏松症：质子泵抑制剂就是常用来治疗胃溃疡的药物（如奥美拉唑），这类药物可能干扰骨代谢，导致骨质疏松症或骨折，可能的机制有减少了钙吸收。小肠对钙的吸收取决于肠内 pH，胃肠道的酸性环境有利于钙盐释出钙离子而被吸收，质子泵抑制剂强大的抑酸作用可减少钙的吸收而导致骨质疏松症。因此，我们如果存在胃肠道疾病，在长期使用这类药物的同时，需要动态监测骨密度和骨转换指标。

抗癫痫药物与骨质疏松症：神经内科医生发现癫痫患者的骨密度比同龄人小很多，检查未发现身体其他明显相关问题，最后发现可能与患者长期口服抗癫痫药物相关。临床常用的传统抗癫痫药（如苯妥英钠、苯巴比妥、卡马西平等）可影响骨代谢。这类药物影响骨代谢的机制可能有以下几个方面：①诱导肝细胞 P450 酶功能上调，加速维生素 D 降解，抑制维生素 D 羟化，从而减少钙吸收，继发代偿性甲状旁腺激素分泌增加，加速骨转化，从而导致骨密度下降；②诱导肝微粒体酶系，增强类固醇代谢，降低基础性激素水平，影响骨代谢；③对抗甲状旁腺激素在肠道重吸收钙的作用；④干扰维生素 K 代谢，间接造成骨质破坏；⑤引起消化系统不良反应，从而可能影响维生素 D 和钙的吸收。

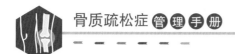

噻唑烷二酮类降糖药与骨质疏松症：如今治疗糖尿病的药物很多，其中有一类药物即罗格列酮等噻唑烷二酮类降糖药，主要是用于治疗胰岛素抵抗的 2 型糖尿病。但是有研究发现，此类药物可导致骨质疏松症，主要原因可能与其促进破骨细胞分化和骨吸收，抑制成骨细胞分化和骨形成有关；这类药物还可能影响芳香酶系统，减少雌激素合成，增加骨吸收等。建议长期服用这类药物的患者应该格外注意，特别是存在骨折高风险的人群。

此外，抗病毒药、抗凝药、抗结核药、强效利尿剂、环孢素 A、锂制剂、芳香酶抑制剂、蛋白酶抑制剂、含铝抗酸剂、促性腺激素释放激素类药物等，也会引起骨质疏松症，增加骨折风险。临床上长期使用抗病毒药物阿福德韦酯后造成的严重骨质疏松症患者并不少见。

因此，患者用药时一定要谨遵医嘱，谨慎用药。若长期服用上述药物，应注意监测尿钙、血清 25 羟基维生素 D［25（OH）D］、矿物质水平、骨密度等指标。

综上所述，引起骨质疏松症的因素颇多，如年龄、人种、女性绝经等不可控因素，我们只需正确面对，做到心态平和就无大碍。而对于诸多可控因素，就需要我们及早认识，树立健康意识，掌握科学方法，从健康生活方式做起，平衡营养，适当运动，规避各类药物不良反应，维持健康和理想体重与体型，防止性腺功能下降，定期体检（如骨密度检查等），从而使骨质疏松症少发生或迟发生，减少和避免发生骨折。在如今健康大数据时代、健康新理念时代，相信只要我们携起手来，挺起"脊梁"，做

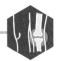

到有骨气、不驼背；打起精神，做到有气力，不疼痛；为"健康骨骼"强健体魄，努力奋斗，真正实现健康中国梦！

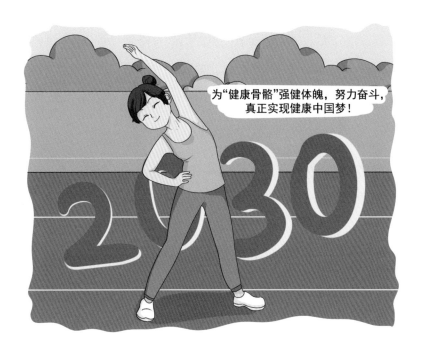

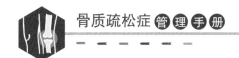

骨质疏松症的防控策略

骨质疏松症的发病率特别高，防治范围特别广。如果等患了骨质疏松症再治，效果不好，危害还更大，所以要预防为主。预防骨质疏松症主要从以下几方面做起。

▌ 基础措施

（1）调整生活方式

加强营养，均衡膳食：建议摄入富含钙、低盐和适量蛋白质的均衡膳食。推荐每日蛋白质摄入量为 0.8 ～ 1.0 g/kg。

食物中钙的来源以乳制品最好，其不仅钙含量丰富，而且吸收率高、食用方便，是钙最好的食物来源。100 mL 牛奶含 80 ～ 120 mg 钙。建议每天摄入牛奶 300 mL 或相当量的奶制品。

豆类及海带、紫菜等海产品钙含量也很丰富。菌菇类、硬果及油料种子类的杏仁、葵花子、核桃、芝麻酱等含一定量的钙，如 100 g 杏仁含钙 62 mg，100 g 芝麻酱含钙约 1100 mg。

喝骨头汤并不能很好地补钙，况且油脂过多，会导致高脂血症。

晒太阳：在晒太阳的时候，体表的黑色素细胞可以合成维生素 D，维生素 D 可以促进钙吸收，所以要多晒太阳。建议上午 11 点到下午 3 点，尽可能多地暴露皮肤于阳光下，晒 15 ～ 30 分钟（取决于日照时间、纬度、季节等因素），每周 2 次，以促进体内维生素 D 的合成，尽量不涂

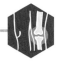

抹防晒霜，不打防晒伞，以免影响日照效果，但须注意避免强烈阳光照射，以防灼伤皮肤。

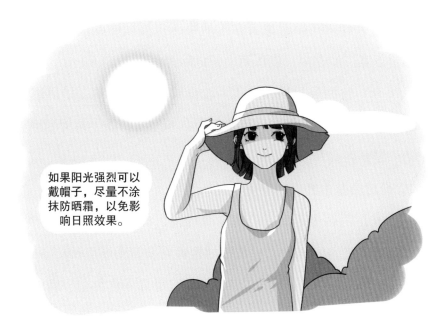

　　规律运动：骨科有一个定律，骨头是按受力的方向来生长的。如果你多受力、多锻炼、多负重，人体觉得"我需要这根骨头"，其骨密度就会比较高一些。如果经常躺着、坐着、不动，骨骼不负重，人体自我感觉"我不需要这么多骨头"，这样的话，骨密度就会逐渐降低。建议进行有助于骨健康的体育锻炼和康复运动。运动可改善机体敏捷、力量、姿势及平衡等，减少跌倒风险，还有助于增加骨密度。适合骨质疏松症患者的运动包括负重运动及抗阻运动，推荐进行规律的负重及肌肉力量练习，以减少跌倒和骨折风险。肌肉力量练习包括重量训练及其他抗阻运动，行走、

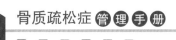

慢跑、太极拳、瑜伽、舞蹈和乒乓球等运动也可增加肌力。运动应循序渐进、持之以恒。骨质疏松症患者开始新的运动训练前应咨询临床医生，进行相关评估。

需要注意：骨质疏松症患者在生活中一定要预防跌倒，房间要保证适当的照明、宽广的空间，将环境中的危险源移除。

避免吸烟、饮酒及长期饮浓茶、浓咖啡、碳酸饮料，尽量避免或少用影响骨代谢的药物，如糖皮质激素、甲状腺激素、质子泵抑制剂等，如需使用请一定要咨询专科医生。

（2）骨健康基本补充剂

钙剂：充足的钙摄入对获得理想骨峰值、减缓骨丢失、改善骨矿化和维护骨骼健康有益。正常人每日钙的推荐需要量为 800 mg，50 岁以上老年人需要 1000 ～ 1200 mg。事实上，人们每日从食物中得到的钙约为 400 mg。因此，应适当补充元素钙（500 ～ 600 mg/d）。

选择钙剂时需要考虑其钙含量、安全性和有效性。其中碳酸钙的钙含量较高，吸收率高，常见不良反应为上腹不适和便秘等。枸橼酸钙的钙含量较低，但水溶性较好，胃肠道不良反应小，且枸橼酸钙有可能减少肾结石的发生，适用于胃酸缺乏和有肾结石风险者。

需要注意的是，患有高钙血症和高钙尿症时应避免使用钙剂。补充钙剂须适量，超大剂量补充钙剂可能增加肾结石和心血管疾病的风险。

维生素 D：充足的维生素 D 可增加肠钙吸收、促进骨骼矿化、保持肌力、改善平衡能力和降低跌倒风险。维生素 D 不足可导致继发性甲状

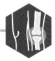

旁腺功能亢进症，增加骨吸收，从而引起或加重骨质疏松症。同时补充钙剂和维生素 D 可降低骨质疏松性骨折风险。根据《中国居民膳食营养素参考摄入量（2023 版）》，推荐成人维生素 D 摄入量为 400 IU（10 μg）/d；65 岁及以上老年人因缺乏日照、摄入和吸收障碍，常伴有维生素 D 缺乏，推荐摄入量 600 IU（15 μg）/d，可耐受最高摄入 2000 IU（50 μg）/d；维生素 D 用于骨质疏松症防治时，剂量可为 800 ～ 1200 IU（20 ～ 30 μg）/d。建议酌情检测血清 25（OH）D 水平，以了解患者维生素 D 的营养状态，指导维生素 D 的补充。

维生素 D 是脂溶性维生素。市面上的维生素 D 滴剂，辅料是精炼植物油，由于外面有油脂的包裹，相对于片剂维生素 D，维生素 D 滴剂不直接接触胃酸，吸收率高。如果平时补充的钙片中含有维生素 D 的话，首先要注意，钙片中添加的维生素 D 是否达到了每天最低维生素 D 需求量（400 IU）。总之，即使服用添加了维生素 D 的钙片，如果其中的维生素 D 含量不足 400 IU，也要同时服用维生素 D 滴剂。

维生素 D 家族成员中最重要的是维生素 D_2 和维生素 D_3。二者区别在于分子结构不同，维生素 D_2 不能由皮肤合成。二者共同特点是只有在体内通过肝脏和肾脏的加工后才能转变成具有活性的维生素 D 而发挥作用，维生素 D_2 与维生素 D_3 的生物化学特性及对人的生理功能相似，二者在临床上使用的适应证基本相同。

临床应用维生素 D 制剂时应注意个体差异和安全性，定期监测血钙和尿钙浓度。在一般日常生活中，不推荐使用活性维生素 D 纠正维生素 D

缺乏，不建议 1 年单次进行较大剂量普通维生素 D 的补充。

抗骨质疏松症药物

对于已经诊断为骨质疏松症的人群，应该在专科医生指导下有效使用抗骨质疏松症药物，以便增加骨密度、改善骨质量，并显著降低骨折的发生风险。按作用机制，可将抗骨质疏松症药物分为骨吸收抑制剂和骨形成促进剂。通常，首选较广谱的抗骨折药物，如阿仑膦酸钠、唑来膦酸、利塞膦酸钠和狄诺塞麦等。对低中度骨折风险者（如年轻的绝经后女性、骨密度水平较低但无骨折史者）首选口服药物治疗。对口服不能耐受、有禁忌证、依从性欠佳及高骨折风险者（如多发椎体骨折或髋部骨折的老年患者、骨密度极低的患者），可考虑使用注射制剂（如唑来膦酸、特立帕肽或狄诺塞麦等）。具体药物选择方法可见第五章。

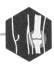

预防跌倒也是预防骨折

生活中，跌倒是老年人伤残、死亡的重要原因，也是导致老年人骨质疏松性骨折的直接原因。跌倒给家庭和社会带来巨大的负担。所谓"上医治未病"，预防跌倒，其意义甚至大于骨质疏松性骨折治疗本身。要预防跌倒，首先要认识到跌倒的常见原因，其可分为内因和外因两大类。

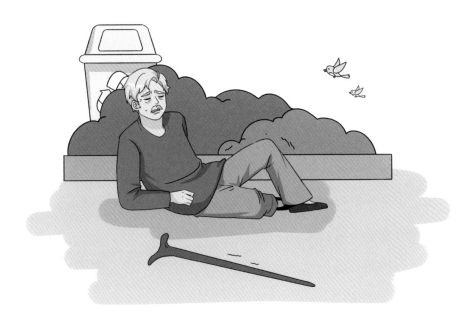

内因

内因包括老年人自身生理或病理变化所导致的身体机能下降，通常来讲有 3 种情况。

（1）年龄增长导致老年人感觉迟钝、反应变慢，并且往往伴有视物

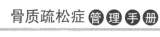
模糊、视力减退。当环境突然改变时，老年人往往不能正确判断环境结构及障碍物，身体失去平衡时不能及时做出适宜的动作，容易跌倒。

（2）老年人易患各种中枢神经系统疾病，如脑血管意外（俗称"中风"）、帕金森病、老年痴呆等，导致平衡能力下降，容易跌倒。

（3）衰老使骨骼肌肉系统退化，肌肉力量和关节灵活性下降，或者由于腰背、脊柱的劳损退变使脊柱对下肢的调整能力下降，容易诱发跌倒。

▌外因

外因则为一些容易诱发跌倒的环境因素。

（1）室外不平的路面、复杂的交通状况、环境光线不足等。

（2）室内杂乱的环境、湿滑的地板、未固定好或高度不合适的床和座椅等、光线不充足等。

▌哪些人容易跌倒

（1）最近1年曾有不明原因跌倒经历。

（2）患者年龄过大。

（3）有意识不清、视力障碍、体能下降。

（4）服用影响意识或活动的药物，如镇静安眠药、麻醉止痛药、降压利尿药、抗癫痫药等。

（5）有活动障碍、肢体偏瘫。

（6）有头晕、眩晕、直立性低血压。

（7）无家属或其他人员陪伴等。

▌跌倒的预防措施

老年人生活上应注意跌倒的预防，在一定程度上就是预防骨折，包括以下几个方面。

（1）自身预防

① 提高自身的警觉性，在日常生活中提高对预防跌倒的重视程度。

② 保持适当的体育锻炼，延缓中枢神经系统和骨骼肌肉系统的衰老。有条件者可以对反应能力和平衡能力做针对性训练。

③ 定期体检，排除心、脑血管疾病的风险。

（2）合理布置居室

① 生活的室内光线要充足。

② 生活的区域要平整无杂物，尽量减少台阶；地板干净、不潮湿。

③ 生活的室内家具要放置合理，床、椅子等物品的放置不阻碍通道。

④ 房间开门的方向要合理，应向房间里面开，而不是向过道开。

⑤ 房间内使用的脚垫要不易滑动，放置安全。

⑥ 老年人的床最好一侧靠墙，床的高度比一般床要低。

（3）厕所和浴室

① 生活的室内拉手位置要合理，无松动。

② 安置防滑脚垫、浴盆垫。

③ 老年人生活的室内最好装有紧急呼叫对话按钮。

④ 老年人最好用盆浴，或坐在洗澡椅上洗浴。

（4）衣着、眼镜等

老年人要穿舒适的鞋袜，避免衣裤过长，配以合适的眼镜、助听器来弥补视觉、听觉上的障碍。

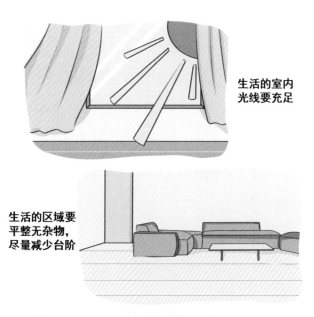

生活的室内光线要充足

生活的区域要平整无杂物,尽量减少台阶

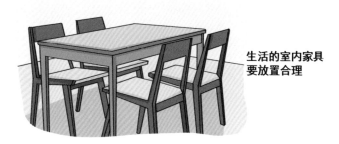

生活的室内家具要放置合理

（5）起床

老年人起床要做到"三慢"，醒后在床上静躺数分钟再慢慢起床，坐起后停数分钟再慢慢站起，站起后停数分钟再慢慢行走。

（6）外出

① 老年人要避免到人多和湿滑的场所。

② 选择合适的手杖或步行器。

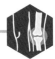

③ 老年人要穿防滑的胶底鞋，尺寸应合适。

④ 老年人在搭乘电梯时，要扶好扶手。

⑤ 老年人要尽可能贴近墙边和扶着栏杆行走。

⑥ 对于活动不便的老年人，在床旁边围上围栏，防备老年人坐床边，防备老年人晚上睡觉从床上滚下来。

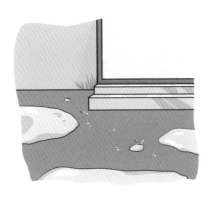

老年人要避免到人多
和湿滑的场所

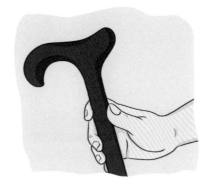

选择合适的手杖或步行器

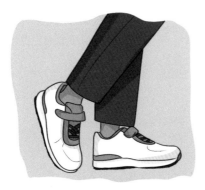

老年人要穿防滑的胶底鞋，
尺寸应合适

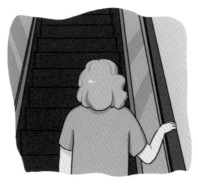

老年人在搭乘电梯时，
要扶好扶手

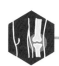

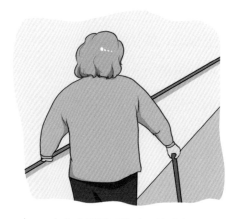

老年人要尽可能贴近墙边和
扶着栏杆行走

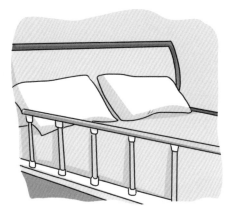

对于活动不便的老年人，
在床旁边围上围栏

第四章
如何正确认识补钙和维生素 D

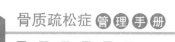
维生素 D 的作用

在前面的内容中，大家已经知道骨质疏松症的危害性。接下来的话题是维持骨骼健康的两大法宝——钙和维生素 D。提到"钙"，大家不禁想起电视上频繁出现的各种补钙的广告。相对钙而言，维生素 D 对于大家来说可能是一个比较陌生的话题。接下来让我们好好认识一下维生素 D 和钙。

维生素 D 的发现来自 20 世纪初对佝偻病的研究，此后维生素 D 与钙、磷、骨代谢的联系不断被发现。随着对维生素 D 认识的不断深入，学者们发现维生素 D 的作用不再局限于调节钙磷代谢和维持骨骼健康，其骨骼外作用也逐渐被关注。

维生素 D 对骨骼的作用

维生素 D 在体内通过生物活性代谢产物作用于小肠、骨骼、肾、甲状旁腺等器官来发挥调节钙磷代谢、维持骨骼健康的作用，包括促进肠道内钙和磷的吸收，促进肾小管内钙的重吸收，抑制甲状旁腺激素释放，促进新骨的形成和抑制旧骨的吸收，维持骨组织与血液循环中钙、磷的平衡，影响骨骼的重建和矿化。此外，维生素 D 还调节骨骼肌细胞的增殖、分化、肌管的大小，对维持正常肌肉力量与功能发挥重要作用。在青少年阶段，获取充足的维生素 D 能够促进骨骼的良好构建与矿化，有助于个体获得较高的骨量。在中老年阶段，充足的维生素 D 有助于维持钙的平衡，减少骨量的丢失，改善肌肉功能和平衡能力，降低老年人跌倒风险，减少骨折的发生。

▌维生素 D 的其他作用

维生素 D 还能作用于许多其他组织细胞，在心血管、代谢系统、免疫系统、肿瘤发生、炎症反应等多方面发挥重要的作用。

严重缺乏维生素 D 或代谢异常时，在儿童时期，会导致佝偻病的发生；在成年时期，会诱发骨软化症或骨质疏松症，容易发生骨折；在老年时期，如果长期维生素 D 摄入不足，容易患呼吸道感染、代谢性疾病、心脑血管疾病、自身免疫性疾病和恶性肿瘤等。

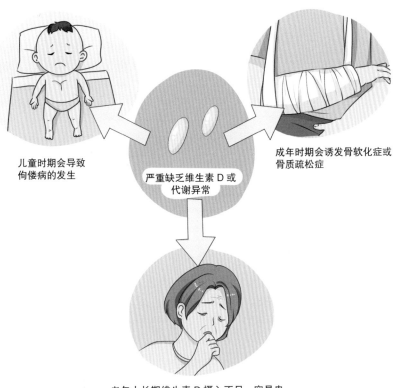

儿童时期会导致佝偻病的发生

成年时期会诱发骨软化症或骨质疏松症

严重缺乏维生素 D 或代谢异常

老年人长期维生素 D 摄入不足，容易患呼吸道感染、代谢性疾病、心脑血管疾病、自身免疫性疾病和恶性肿瘤等

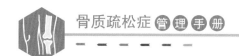

你缺乏维生素 D 吗？

在了解维生素 D 有这么多重要作用以后，我们不禁会问：我缺乏维生素 D 吗？在回答这个问题之前，先了解一下哪些是导致维生素 D 缺乏的主要因素。

导致维生素 D 缺乏的主要因素包括：个体因素、季节因素、地区因素及使用影响维生素 D 代谢的药物因素等。

个体因素

年龄方面：老年人皮肤维生素 D 合成量比年轻人显著减少，这主要是由老年人表皮中合成维生素 D 的原料——7- 脱氢胆固醇含量下降所致。70 岁以上的老年人接受同等程度的日照，只能产生不足年轻人 30% 的维生素 D 的合成量。

种族方面：黑色人种需要增加数十倍的日照时间才能合成与白色人种同等量的维生素 D，因为黑色素吸收紫外线，降低了皮肤维生素 D 的合成，所以肤色深的人容易缺乏维生素 D。

饮食方面：饮食习惯影响了人体维生素 D 的水平。天然食物中富含维生素 D 的食物有：富含油脂的鱼类（三文鱼、沙丁鱼、金枪鱼等）、蘑菇（特别是经光照过的干蘑菇）、鸡蛋黄和动物内脏等。而野生三文鱼维生素 D 的含量比人工喂养者高 75% ～ 90%。

日晒方面：着装习惯、日晒时间的不同也影响着皮肤维生素 D 的合成。

防晒霜可阻挡紫外线的辐射，因此防晒霜的使用可使皮肤合成维生素 D 的总量明显下降。

身材方面：超重和肥胖人群容易缺乏维生素 D，主要原因是维生素 D 储存于大量的脂肪组织中没有释放出来。

季节因素

阳光中的紫外线照射皮肤产生维生素 D。冬季太阳入射角减小，大部分紫外线被大气臭氧层吸收，导致皮肤维生素 D 合成量明显下降。

地区因素

太阳光线中紫外线强度与所处地区纬度和海拔有关，处于纬度高和海拔低的地区人们皮肤合成维生素 D 的含量减少。城市地区对流层臭氧量是农村的 3 倍，所以相对农村居民而言，城市居民更加容易缺乏维生素 D。另外，空气污染地区的居民维生素 D 缺乏现象明显高于无污染地区。

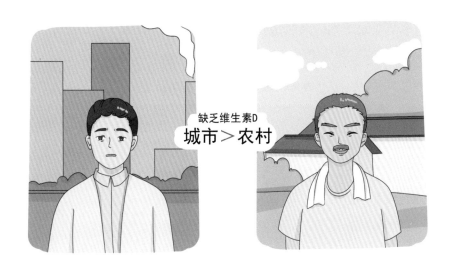

缺乏维生素D
城市＞农村

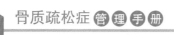

药物因素

长期使用某些药物（如苯妥英钠、苯巴比妥、利福平等）加快了体内维生素 D 的分解，也会造成维生素 D 不足甚至缺乏。

此外，还有一些遗传因素参与维生素 D 缺乏的发生。

如果你有上述这些维生素 D 缺乏的因素，应该去正规医院抽血检测是否缺乏维生素 D。目前国际上公认血清 25（OH）D 水平是反映维生素 D 状态的最合理指标。血清 25（OH）D 是血液循环系统中维生素 D 的主要成分。当血清 25（OH）D 水平 < 20 ng/mL（50 nmol/L）时被认为维生素 D 缺乏（表 1）。按照该标准，全球维生素 D 不足或缺乏相当普遍，占总人口的 50% ~ 80%。中国不同纬度城市的调查显示，人群普遍存在维生素 D 不足或缺乏。我国五大城市 1436 名健康人群横断面研究显示：血清 25（OH）D 平均水平为（19.87 ± 8.14）ng/mL，其中水平在 20 ~ 30 ng/mL 及 < 20 ng/mL 的比例分别为 31.3% 和 57%。如果体内维生素 D 不足或缺乏则应及时进行补充治疗。

表 1 维生素 D 缺乏程度标准

维生素 D 缺乏程度	血清 25（OH）D 水平
维生素 D 严重缺乏	< 10 µg/L（< 25 nmol/L）
维生素 D 缺乏	< 20 µg/L（50 nmol/L）
维生素 D 不足	20 ~ 30 µg/L（50 ~ 75 nmol/L）
维生素 D 充足	> 30 µg/L（> 75 nmol/L）

维生素 D 的来源和代谢

维生素 D 是一种脂溶性维生素，属于固醇类衍生物，是包括人类在内的高等动物生命所需的重要营养素。维生素 D 主要包括维生素 D_2 和维生素 D_3，二者不能互相转化。维生素 D_2（麦角钙化醇）主要来源于蘑菇、牛油果等植物性食物。维生素 D_3（胆钙化醇）一方面由皮肤中的 7- 脱氢胆固醇通过阳光中的紫外线（波长 290 ～ 315 nm）照射转化而来；另一方面来源于人摄取的动物性食物（如富含脂肪的海鱼等）。其中日光照射是人体维生素 D 的主要来源（80% ～ 90%）。这两种形式的维生素 D 没有生物活性，在体内与血液中的维生素 D 结合蛋白结合后，先在肝脏中代谢成没有活性的血清 25（OH）D，然后 25（OH）D 在肾脏进一步转换为具有生物活性的代谢物 1，25- 双羟维生素 D，从而发挥许多重要生理作用。维生素 D 在体内的代谢过程如下图所示。

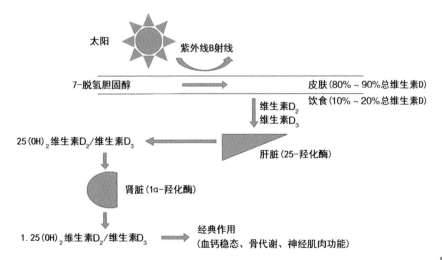

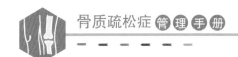
怎样正确补充维生素 D？

在我们了解维生素 D 的作用、缺乏的主要因素、来源和代谢之后，需要知道平时应该怎样正确补充维生素 D，这需要根据体内维生素 D 的营养状况指标——血清 25（OH）D 水平来决定方案。如果体内维生素 D 是充足状态，平时适当进行日光照射就可以了。

日光照射预防维生素 D 不足

日光照射是维生素 D 最主要、最天然、最经济的来源，不会导致维生素 D 过量或中毒。然而很多人出于防晒、美容的目的，舍弃了这种最易获得的来源。成人应该在太阳下进行规则暴露（上午 10 点到下午 3 点之间，在日光下每周 2 次暴露双上肢和双下肢 5 ～ 30 分钟，根据地区和季节不同而有所不同）。皮肤色素深和老年人的皮肤接受日光照射后维生素 D 合成的效率较低，需要适当延长日照时间。儿童平均每天户外活动应在 1 ～ 2 小时（6 个月婴儿以下避免直晒）以上。需要注意的是在皮肤接受阳光照射时，涂抹防晒霜、衣服遮盖、玻璃阻挡等会降低维生素 D 的合成含量。

食物补充预防维生素 D 不足

通过食物补充维生素 D 是预防维生素 D 不足的有效方法之一，应进食富含维生素 D 的食物（如多脂鱼类、蘑菇及维生素 D 强化食品等）。

如果机体已经存在维生素 D 缺乏或不足，单纯日照或食物补充短期内不能纠正，则需要根据个体缺乏或不足的程度和差异，按照医嘱适当补充维生素 D 制剂。一般来讲，成年人每日口服维生素 D_3 制剂 800 ～ 2000 IU 或每 6 个月肌内注射维生素 D_2 制剂 600 000 IU，在 2 ～ 3 个月后可使血清 25（OH）D 的浓度达到满意的水平或接近满意的水平。

维生素D缺乏治疗过程中的常见问题

在维生素D缺乏治疗过程中会出现各种常见问题，因为每个人具体情况不同，存在个体差异，患者遇到问题应该去正规医院进行诊治，在医生的指导下执行医嘱。

▌问题1：成人制剂选择是维生素D_2还是维生素D_3？

维生素D_2或维生素D_3均可，二者在疗效和安全性方面无显著差别。

▌问题2：在给药方法上是选择口服还是肌内注射？

选择口服或肌内注射维生素D制剂补充均可。

▌问题3：成人可以使用活性维生素D制剂或其类似物吗？

活性维生素D制剂包括骨化三醇和阿法骨化醇，骨化三醇（1，25-双羟维生素D_3）不需要经过肝脏和肾脏羟化酶羟化就有活性效应，阿法骨化醇（1-α羟维生素D_3）经过肝脏25-羟化酶羟化后具有活性效应，一般成人不需要使用活性维生素D制剂。活性维生素D制剂更适用于老年人、肾功能不全者及1-α羟化酶缺乏的患者。

▌问题4：维生素D在饭前还是饭后服用？需要咬破胶囊吗？

维生素D可以在任何时间服用。成年人无须咬破胶囊，但婴儿及较小的幼儿服用时须将胶囊内的药物挤入口腔或食物中服用。

▌问题5：长期服用维生素D需要复查哪些指标？

长期服用要定期复查血清25（OH）D水平。

问题 6：婴幼儿需要补充维生素 D 吗？

根据《中国居民膳食营养素参考摄入量（2023 版）》，婴幼儿维生素 D 的适宜摄入量为每天 400 IU。如果婴幼儿平时食物补充和日照时间不够，则需要进行适当补充。需要注意的是，在购买和使用药物前应看清药名，与维生素 AD 滴剂区分，后者含有维生素 A，应避免过量使用。

问题 7：服用维生素 D 什么时候可以减量，什么时候可以停药呢？

维生素 D 缺乏在负荷剂量阶段（也就是在体内维生素 D 含量正常前）不能减量；在维持剂量阶段，如果吃了富含维生素 D 的食物或日晒强度和时间足够，可以酌情减量。

问题 8：过量补充维生素 D 会引起中毒吗？

普通维生素 D（维生素 D_2 制剂和维生素 D_3 制剂）安全剂量范围宽，极少有因普通维生素 D 摄入过量导致中毒的报道。典型的维生素 D 中毒通常表现为高血钙症状，如口渴、多尿、呕吐、食欲下降、肾结石等。如果血清 25（OH）D 浓度常在 500 nmol/L 以上，其对应的维生素 D 补充剂量超过每日 30 000 IU，且服用时间较长，此时应立即停药，停止钙剂和含钙食物的摄入，多饮水。如果血钙水平不能很快恢复应及时就医治疗。

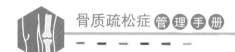

钙与维生素 D 在维持骨骼健康中的作用

我们的骨骼，每天承受着身体不同的压力和磨损，为了支撑身体屹立不倒，一直以来骨骼都需要钙的支持，99% 的钙是人体骨骼和牙齿的主要组成部分。但骨骼也是需要更新换代的，因此剩下 1% 的钙进入血液中转化成"血钙"。

血钙在身体里到处奔跑，调节着肌肉血管的收缩舒张、神经递质、腺体分泌等。当然，血钙来到血液里也得听甲状旁腺激素的指挥，只有甲状旁腺激素调节才会让 1% 的钙转化成血钙，同时能把钙离子从尿液中重吸收回来。但甲状旁腺激素也总有管不住的时候，钙离子不断流失，身体需要从食物中请来更多的钙，这全靠维生素 D 来帮忙吸收。

当食物中钙含量充足时，维生素 D 的活性产物能促进小肠对钙的吸收及肾小管对钙的重吸收，以维持正常的血钙浓度，从而为骨骼的矿化提供原料，促进人体骨骼及牙齿的生长和发育，维持骨骼的完整性及正常矿化。当食物中的钙含量不足时，大剂量维生素 D 可以刺激破骨细胞，增加骨吸收，使骨钙释放到血液中，以维持正常的血钙水平。在骨骼世界里，正因为有钙和维生素 D 的通力协作，才有现在的和谐、健康的骨骼和身体。

对于钙质吸收与流失来说，每个人的身体会经历 3 个阶段。

< 20 岁，钙流失少，钙排出 < 钙摄入，钙正平衡，也就是骨形成 > 骨吸收，骨骼不断增长。

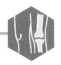

20 ～ 40 岁，骨骼生长巅峰期，钙排出 = 钙摄入，钙零平衡，也就是骨形成 = 骨吸收，骨处于骨峰值。

40 岁以后，钙流失多，钙排出＞钙摄入，钙负平衡，也就是骨形成＜骨吸收，骨量开始丢失。女性在绝经后，男性 50 岁后，易发生骨折。

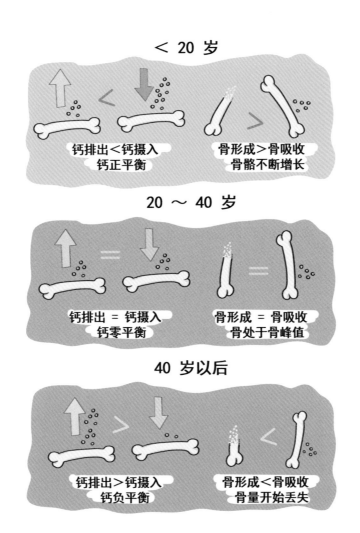

＜ 20 岁

钙排出＜钙摄入
钙正平衡

骨形成＞骨吸收
骨骼不断增长

20 ～ 40 岁

钙排出 = 钙摄入
钙零平衡

骨形成 = 骨吸收
骨处于骨峰值

40 岁以后

钙排出＞钙摄入
钙负平衡

骨形成＜骨吸收
骨量开始丢失

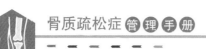

哪些阶段需要注意补钙？

　　钙是骨骼的重要组成要素，在人体的生长、发育和成长过程中都起着重要的作用。那么，哪些阶段哪些人群需要补钙呢？

　　婴幼儿时期，钙参与大脑、神经、骨骼等的生长发育。

　　青少年时期，钙加速身体的快速成长。

　　孕产妇时期，孕妈妈会不断地给宝宝供应营养成分，其中也包括钙元素，如果孕妈妈长期缺钙，会出现肌肉酸痛、腰腿痛、骨质疏松症等缺钙的表现，宝宝也有可能会出现先天性佝偻病、方颅、婴儿手足抽搐等情况。

　　老年时期，随着年龄的增加，人体的新陈代谢减弱，同时老年人的活动量减少，人体对钙的吸收能力下降，所以老年人容易发生骨质疏松症，出现腰背酸痛、骨折等现象。

　　在上述特殊时期或者一些疾病发展的特殊阶段，对钙的需求增加，或者钙的吸收、合成减少，钙的补充尤其重要。

第五章
治疗骨质疏松症的药物

治疗骨质疏松症的药物有哪些?

张阿姨不小心摔了一跤,骨折了,做完手术后,医生告诉她下图所示事项。

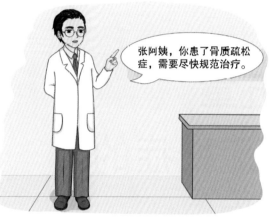

张阿姨,你患了骨质疏松症,需要尽快规范治疗。

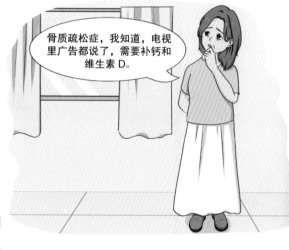

骨质疏松症,我知道,电视里广告都说了,需要补钙和维生素 D。

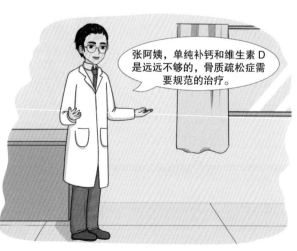

张阿姨,单纯补钙和维生素 D 是远远不够的,骨质疏松症需要规范的治疗。

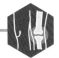

治疗骨质疏松症的药物多种多样，每一种的作用都不同。骨骼中有促进骨头成长的细胞，即成骨细胞；还有促进骨头吸收的细胞，即破骨细胞。治疗骨质疏松症的药物可分别作用于不同的细胞，促进成骨细胞的药物也可称为"长骨头"的药物，抑制破骨细胞的药物，称为骨吸收抑制剂。此外，还有兼具多种作用的药物。

抗骨质疏松症药物通常首选具有较广谱抗骨折的药物（如阿仑膦酸钠、唑来膦酸、利塞膦酸钠和地舒单抗等）。对于既往无脆性骨折史或中、低骨折风险的患者，推荐使用阿仑膦酸钠、地舒单抗、利塞膦酸钠或唑来膦酸等具有降低多个部位骨质疏松性骨折风险的药物；对于既往发生过脆性骨折或骨折高风险的患者，更推荐使用地舒单抗、特立帕肽或唑来膦酸，阿仑膦酸钠和利塞膦酸钠仅作为次选药物。如仅椎体骨折高风险，而髋部和非椎体骨折风险不高的患者，可考虑选用雌激素或选择性雌激素受体调节剂（selected estrogen receptor modulators，SERMs）。新发骨折伴疼痛的患者可考虑短期使用降钙素。具体如何选择与使用药物，一定要咨询专业医生建议后方可使用。

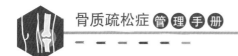

"长骨头"的药物

▎甲状旁腺激素类药物

小剂量重组人甲状旁腺激素（1-34）有促进骨形成的作用，是目前促进骨形成的代表药物，直接激活成骨细胞，刺激骨骼形成，逆转骨丢失，提高骨强度，通过增加骨小梁的数目和厚度来增加骨密度，有效改善骨微结构，降低椎体和非椎体骨折发生的危险，能有效治疗女性绝经后骨质疏松症。目前，甲状旁腺激素用于治疗伴有骨折的严重骨质疏松症患者或者骨密度 T 值 < –3.0 的患者，其治疗时间不宜超过 24 个月。这种药物需要每天皮下注射，一定要在专业医生指导下使用。由于甲状旁腺激素能引起血钙的升高，因此，用药期间要监测血钙水平，防止高钙血症的发生。

▎代表药物

特立帕肽，可用来治疗男性和女性严重骨质疏松症，在增加骨密度与降低骨折风险的同时改善患者背痛、持续提高患者行动能力。常见的不良反应有恶心、肢体疼痛、头痛和头晕。特立帕肽治疗终止后应序贯抗骨吸收药物治疗。

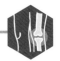

抗骨吸收的药物

▋ 双膦酸盐类

双膦酸盐与骨骼羟基磷灰石有高亲和力的结合，结合到骨转换活跃的骨表面上，抑制破骨细胞，减少骨溶解和骨吸收，从而使骨质丢失减少，骨量增加，提高腰椎和髋部骨密度，降低椎体及髋部等部位骨折风险。肠道对双膦酸盐类药物吸收率为 1%～5%，因此须空腹服用，服药后至少 30 分钟后方能进食，不能与钙剂同时服用。如果存在反流性食管炎，可以静脉滴注双膦酸盐，如唑来膦酸注射液或伊班膦酸钠。

代表药物：阿仑膦酸钠、利塞膦酸钠、伊班膦酸钠、唑来膦酸注射液。

（1）阿仑膦酸钠

适应证：适用于治疗和预防绝经后骨质疏松症、男性骨质疏松症、糖皮质激素诱发的骨质疏松症。口服阿仑膦酸钠是治疗骨质疏松症的一线用药。

使用方法：为避免该类药物口服时对上消化道的刺激反应，建议空腹服药，200～300 mL 温白开水送服，服药后保持直立状态（站立或坐立）至少 30 分钟，期间也要避免进食牛奶、果汁等饮料及任何食品和药物，每周服用 1 次。胃十二指肠溃疡、反流性食管炎者慎用。阿仑膦酸钠与维生素 D 联合治疗成为抗骨质疏松症的新选择。

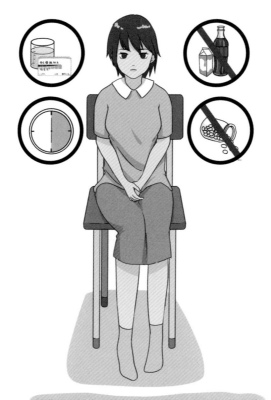

服药后保持直立状态（站立或坐立）至少 30 分钟

（2）利塞膦酸钠

适应证：预防和治疗绝经后骨质疏松症、糖皮质激素诱发的骨质疏松症和男性骨质疏松症。

使用方法：口服片剂 5 mg（每日 1 次）或片剂 35 mg（每周 1 次），服法同阿仑膦酸钠，胃十二指肠溃疡、反流性食管炎者慎用。

（3）伊班膦酸钠

适应证：用于治疗绝经后骨质疏松症。增加腰椎和髋部骨密度，降

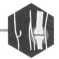

低椎体、非椎体骨折风险。

使用方法：为静脉注射剂，每 3 个月 1 次间断静脉输注 2 mg，加入 250 mL 生理盐水，静脉滴注 2 小时以上。

（4）唑来膦酸注射液

适应证：治疗绝经后骨质疏松症，提高髋部、腰椎骨密度，降低椎体、非椎体、髋部骨折风险。

使用方法：为静脉注射剂，唑来膦酸 5 mg，静脉滴注至少 15 分钟以上，每年注射 1 次，使用 3 年，如果骨量持续丢失或再发骨折，考虑转换为特立帕肽。

注意！以上药物在肾功能不好 (肾脏肌酐清除率 < 35 mL/min) 时都不要使用！

降钙素

抑制破骨细胞的生物活性，减少破骨细胞的数量，减少骨丢失，提高骨密度。它与其他抗骨质疏松症的药物相比具有一个明显的特点：能明显缓解骨痛，对骨质疏松性骨折或骨骼变形所致的慢性疼痛及骨肿瘤等疾病引起的骨痛均有效。因此，如果患有骨质疏松症，疼痛非常明显，降钙素就是一个非常好的选择。

代表药物有：鲑鱼降钙素、鳗鱼降钙素、依降钙素。

（1）鲑鱼降钙素与鳗鱼降钙素

适应证：适用于骨质溶解或骨质减少引起的骨痛，以及其他药物治

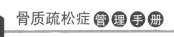

疗无效的骨质疏松症，可以增加腰椎和髋部骨密度，降低椎体骨折风险，显著缓解骨痛。

使用方法：鲑鱼降钙素一般应用剂量为 50 IU/ 次，皮下或肌内注射，根据病情每周 2 ～ 7 次；鳗鱼降钙素常用剂量为 20 IU/ 周，肌内注射，建议短期（不超过 3 个月）应用。少数患者应用降钙素后可有面部潮红、恶心等不良反应，一般都会自愈，偶有过敏现象。

（2）依降钙素

适应证：这是一种合成的鳗鱼降钙素衍生物，可用于治疗骨质疏松症及其引起的疼痛，增加腰椎和髋部骨密度，显著缓解骨痛。过敏、支气管哮喘患者慎用。

▌雌激素类

使用历史最悠久、抗骨质疏松症疗效的药物。该类药物能促进肠钙吸收，抑制破骨细胞功能，抑制骨转换，阻止骨丢失，适用于有绝经期症状（潮热、出汗等）、有骨质疏松症及有骨质疏松危险因素的女性患者，主要用于 60 岁以前的围绝经期和绝经后女性。

注意事项：雌激素治疗的方案、剂量、制剂选择及治疗期限等应根据患者情况个体化，使用最低有效剂量，每年进行安全性检测（尤其是乳腺和子宫）。雌激素补充治疗包括单独使用雌激素和雌孕激素联合应用，可以缓解女性更年期症状（潮热、出汗、阴道萎缩等），使用前请咨询专科医生。但是，对于患有乳腺癌和子宫内膜癌患者禁用。

总的来说，对于年龄＜ 60 岁的患者，使用激素治疗对缓解更年期症状、骨质疏松症、冠心病是有益的，而罕见的乳腺癌的发生与孕激素有关，罕见的血栓、卒中的发生与口服雌激素有关。

▌选择性雌激素受体调节剂（SERMs）

SERMs 抑制破骨细胞活性，降低骨转换率，增加骨密度，明显降低椎体骨折发生率，只用于女性患者，是预防和治疗绝经后骨质疏松症的有效药物。与雌激素相比，SERMs 的明显优点是模拟雌激素对骨的益处，并降低及拮抗雌激素对乳腺和子宫内膜的有害影响，降低雌激素受体阳性浸润性乳腺癌的发生率，不增加子宫内膜增生及子宫内膜癌的危险，其不良反应为乳房压痛和阴道流血等。与雌激素类似的是，该类药物也可增加静脉栓塞风险，因此如果有静脉栓塞史及血栓倾向患者禁用。

代表药物为雷诺昔芬，主要用来预防和治疗绝经后骨质疏松症，可增加腰椎和髋部骨密度，降低椎体骨折风险，会轻度增加静脉栓塞风险。因此，有静脉栓塞史及有血栓倾向患者（如长期卧床和久坐期间）禁用，少数患者会出现潮热和下肢痉挛症状，潮热症状严重的围绝经期女性暂时不宜使用。

▌地舒单抗

地舒单抗能抑制破骨细胞活化与功能，减少骨吸收，降低绝经后骨质疏松症女性骨折的发生率，适用于具有较高骨折风险的绝经后骨质疏松症。地舒单抗可以显著降低脊柱、髋部和其他部位骨折发生率，改善骨密度和降低骨折风险，已成为目前最有前景的治疗骨质疏松症的新药之一。与双膦酸盐相比，地舒单抗减少骨吸收的作用更强，更能有效提高骨密度，治疗前后须补充足量的钙剂和维生素 D，低钙血症者禁用。

代表药物为狄诺塞麦注射剂，每半年皮下注射 1 次。

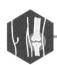

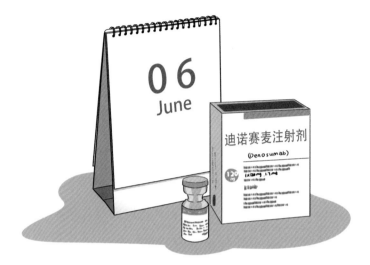

每半年皮下注射 1 次

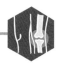

兼具多种作用的药物

▌活性维生素 D 及其类似物

活性维生素 D 制剂包括骨化三醇和 α- 骨化醇，适用于老年人、肾功能不健全者及 1-α 羟化酶缺乏的患者。骨化三醇剂量为 0.25 ～ 0.50 μg/d，治疗骨质疏松症时，应用上述剂量的活性维生素 D 总体是安全的，长期应用应定期监测血钙和尿钙水平。在治疗骨质疏松症时，应与其他抗骨质疏松症药物联合应用。

▌维生素 K_2（四烯甲萘醌）

维生素 K_2 可以促进骨形成，并有一定抑制骨吸收的作用，用于治疗绝经后骨质疏松症女性，可缓解骨痛，提高骨量，降低骨折发生的风险。成人口服 15 mg，每日 3 次，饭后服用（空腹服用时吸收较差，必须饭后服用），少数患者有胃部不适、腹痛、皮肤瘙痒、水肿和转氨酶暂时性轻度升高，服用华法林患者禁用。

▌植物雌激素

尚无有力的临床证据表明植物雌激素制剂对提高骨密度、降低骨折风险有明确的疗效。

▌中药

文献报道，补肾壮阳中药淫羊藿对蛋白合成与核酸代谢有显著促进作用，其可能通过促进骨组织蛋白质的合成及促进成骨细胞的生成等而发挥作用，同时对抗肾上腺皮质激素使骨组织蛋白分解加速、骨基质合成减

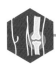

少的作用，从而有效地预防骨质疏松症的发生；多种辨证配伍的中药对改善骨质疏松症的临床症状有很好的效果，应当是很有前景的开发领域。国内已有数种治疗骨质疏松症的中成药，多数可以缓解症状、减轻骨痛；关于中药改善骨密度、降低骨折风险的大型临床研究尚缺乏，其长期疗效和安全性需要进一步研究。

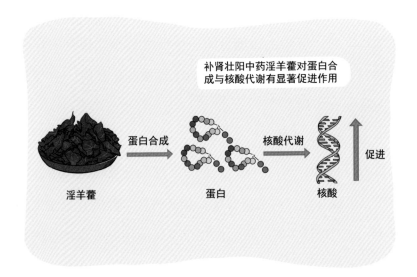

硬骨抑素单克隆抗体

硬骨抑素单克隆抗体是一种单克隆抗体（单抗），具有双重作用，可以阻滞硬骨抑素的作用，促进骨形成的同时降低骨吸收，但其促进骨形成的作用更强。其主要适用于有骨折高风险的女性骨质疏松症患者、使用其他抗骨质疏松症药物治疗无效或对其他治疗骨质疏松症药物不耐受的患者，对非椎体骨折的疗效不是很显著。其可在1年内迅速增加骨密度并降低骨折风险，药效强、起效快，减少用药频次，其不足之处为成骨药效时间短，比阿仑膦酸钠具有更高的严重心血管不良事件发生率。

第六章
骨质疏松症的
五大误区

骨质疏松症是老龄化的自然现象，不需要管它吗？

▌人到了老年就一定会患上骨质疏松症？这是个错误观点！

　　骨质疏松症并非老龄化的必然结果，人体内的骨代谢好比一个天平，一侧是"骨质吸收"；另一侧是"骨质流失"。随着年龄的增长，钙吸收减少而流失增加，为了弥补血液中钙质的不足，身体就需要不断从骨骼中移除钙来补充，久而久之，这个天平就会失衡，从而导致骨质疏松症。所以说骨质疏松症是一种病理现象，需要正确认识并积极干预。

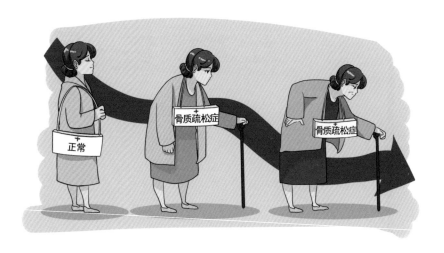

▌警惕身体发出的"信号"

　　要做到干预就必须了解自己身体发生的变化。

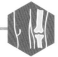

（1）疼痛是身体发出的最明显"信号"

这种疼痛以腰背痛最为多见，夜间和清晨醒来时加重，日间疼痛轻。

（2）身高会明显下降

比年轻时变矮 3 cm 以上，或者出现驼背等骨骼畸形。

（3）首次骨折的发生是一种重要预警

若不加以重视，任由骨量流失，将导致骨骼无法承受身体重量，渐渐演变为即使咳嗽、打喷嚏及睡觉翻身都会发生骨折。

对于有以上症状的老年人或者存在其他症状（如周身骨痛、驼背、下肢抽筋等）者，应及时到正规医院进行诊治，听取医生建议，以免耽误最佳治疗时间。

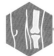 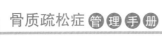

喝骨头汤可以补钙吗?

现在人们都非常重视"食补",补钙也不例外。像牛奶、豆制品、坚果、绿叶蔬菜等都是含钙非常丰富的食物。说到浓白的骨头汤,很多人都会认为它特别有营养,感觉里面充满了丰富的钙质,可是骨头汤真能补钙吗?其实不能!

▌明明骨头里面含有很多钙,为什么喝骨头汤并不补钙呢?

我们要弄清楚的是,骨头含钙高并不等于骨头汤含钙高。况且,虽然骨头含钙高,但其中的钙也是以不利于人体吸收的磷酸盐形式存在的,用来炖汤,骨头里的钙是很难释放到汤里面去的。即使有人能将骨头嚼碎吞进肚子,吸收率也是极低的。

▌骨头汤里的钙含量到底有多少?

有专业学者做过研究,发现每 240 mL 骨头汤中钙的含量仅为 3.84 mg,相当于同样重量牛奶的 1.6%,还不到 1/50(100 mL 牛奶的钙含量约为 100 mg)。而我们每天所需钙为 800 ～ 1000 mg,对比起来,骨头汤里的钙含量真是微乎其微!

骨头汤里钙含量极少,看上去浓白的汤里含有非常多的脂肪,随着熬制时间的延长,汤中还会出现大量的嘌呤成分。

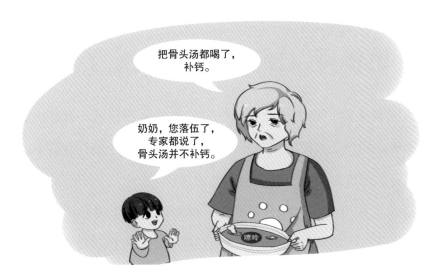

　　所以，喝骨头汤不仅不补钙，还会让人长脂肪，患有高脂血症、高尿酸血症的朋友还是尽可能不喝为好，需要补钙的朋友就不要再上这个当了。

补钙就可以预防骨质疏松症了吗？

"人老骨头脆，要多补补钙了！""我每天都补钙，为什么还是患了骨质疏松症呢？"人们都知道补钙的重要性，但并不清楚仅仅靠补钙是不能预防骨质疏松症的。

弄清楚骨质疏松症是如何发生的，就会知道用单纯补钙的方式预防骨质疏松症是一种错误的认识。骨质疏松症包括原发性和继发性两大类，其本质是骨钙的流失，病因很多很复杂，补钙仅仅是基础，并且钙吸收的问题也非常关键，除此以外还需要针对病因治疗来减少骨量的流失，使用减少骨流失的药物。

预防骨质疏松症要注意养成良好的生活习惯，要尽可能在儿童期就开始储存足够的钙质，使骨量在 35 岁左右达到峰值，积极发现和治疗与骨代谢相关的各种系统疾病，请专业的医生进行诊断和治疗才能真正做到防治骨质疏松症，取得较好的效果。

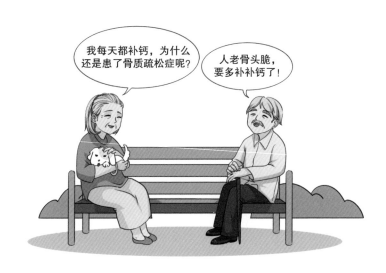

长期补钙会增加结石的发生率吗?

导致骨质疏松症的原因有很多,钙作为一种骨健康基本补充剂,其摄入不足是骨质疏松症的重要因素之一。合理补充钙剂对骨质疏松症的防治甚为重要。而人们对补钙最大的疑虑和误区就是:长期补钙是否会增加结石的发生率?

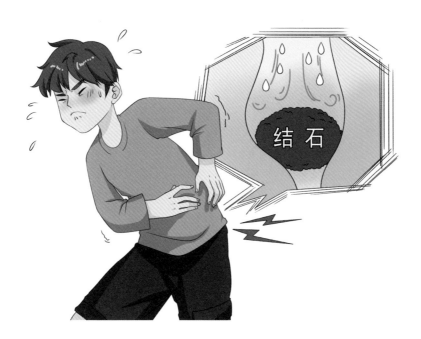

实际上,造成结石的原因,不是钙太多了,而是外源性钙摄入不够,导致机体开启平衡机制,动员骨骼中储存的钙释放至血液中,使血钙浓度升高,维持血液中钙浓度的正常,但是当血钙浓度升高,就容易与血液中的草酸结合,形成结石。所以发生肾结石的原因不是因为钙太多,而是人

体中钙代谢发生了紊乱，造成不正常的"钙搬家"所致。即便是结石患者，也需要补钙，只是要选择合适的钙片剂型，如枸橼酸钙虽钙含量较低，但是水溶性较好，胃肠道不良反应较小，并且枸橼酸可减少肾结石的发生，此类钙剂就适用于有肾结石风险的患者。

　　长期选用合理的剂量补钙，可以帮助血钙稳定，改善钙的代谢，最终降低血钙和软组织中的钙含量，反而降低患肾结石的风险，并且有效避免骨骼中的钙质丢失。

患了骨质疏松症就不可以活动了吗?

很多人认为，患了骨质疏松症后"宜静不宜动"，担心因活动导致骨折或骨折后病情加重。

其实，缺乏运动或限制活动，会造成骨量丢失增加及肌力的持续减退，关节的灵活性也会进一步下降，身体的平衡能力变差，跌倒的风险反而会增高。所以，适当的室内活动和户外活动对防治骨质疏松症及预防跌倒具有积极作用，能够增加肌肉力量，提高身体平衡协调能力，改善骨密度，维持骨结构。此外，在阳光下活动，还可以增进维生素 D 的合成与钙吸收。

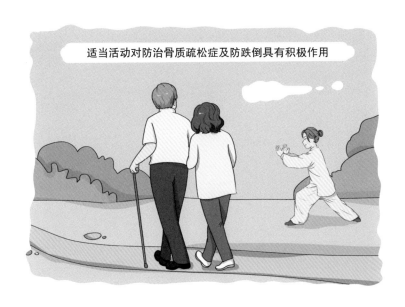

适当活动对防治骨质疏松症及防跌倒具有积极作用

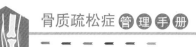

　　"不是我们不想活动，而是害怕活动引起骨折呀！"骨质疏松症患者们的这种担心是完全可以理解的，不恰当的活动的确会增加骨折风险。因为每位患者患骨质疏松症的严重程度不同，在选择活动时确实有讲究，甚至在某些特殊情况下需要限制活动。大家应该结合自身的情况科学应对，选择自己能胜任的活动方式而不能盲目进行不熟悉的运动和高强度的运动。

　　骨质疏松症患者到底如何进行运动锻炼呢？详见第十章。

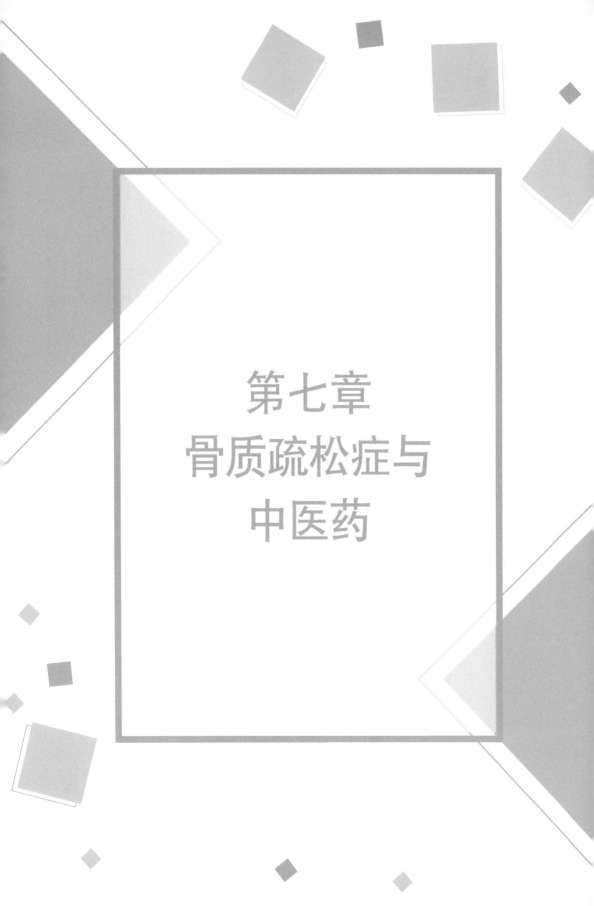

第七章
骨质疏松症与
中医药

中医理论与骨质疏松症的诊断与认识

　　西医对于骨质疏松症的诊断和治疗取得一定进展，有着明确的诊疗方案，临床上大部分骨质疏松症患者得到了较好治疗，但是仍有一部分患者的症状得不到明显缓解，如腰背疼痛、腿抽筋等，有的患者在治疗过程中仍然出现新发骨折，尽管换用别的药物可能取得一些效果，但是有患者在尝试了多种治疗药物之后，仍然得不到有效的缓解。

　　中医药作为祖国医学的宝库，在前人的保健和疾病治疗中起着重要作用。2019 年 10 月 20 日发布的《中共中央 国务院关于促进中医药传承创新发展的意见》，提出健全中医药服务体系、发挥中医药在维护和促进人民健康中的独特作用等六大意见。国内中医药在骨质疏松症的研究方面取得了一些进展和成绩，使中医药治疗骨质疏松症的作用逐渐显现

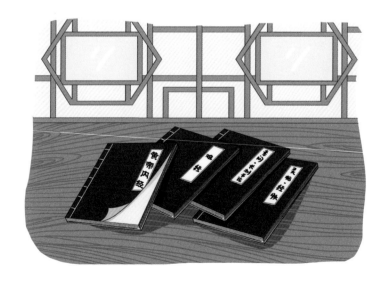

出来。

　　骨质疏松症属于现代医学病名，在西医的诊断中是疏松多孔的意思。在古代的中医文献中，"腰痛、骨痿、骨痹、骨枯"等病名，归属于中医骨伤科范畴，在临床症状、病因病机与骨质疏松症极其相似，就像糖尿病在古代叫做消渴症一样，根据症状来进行诊断和分类，这是中医和西医的区别之一。

　　《黄帝内经》有"肾脂枯不长"为骨痹，"骨枯而髓减"为骨痿的论述。西医中骨质疏松症分为绝经后骨质疏松症、老年性骨质疏松症等原发性骨质疏松症，还有如久病卧床不能运动等原因导致的废用性骨质疏松症等继发性骨质疏松症，这些在中医文献中均有所阐述。如在《素问·痿论篇》曰："肾主身之骨髓……。肾气热，则腰脊不举，骨枯而髓减，发为骨痿"；《难经》曰："……四损损于筋，筋缓不能自收持；五损损于骨，骨痿不能起于床"，这些都论述了骨质疏松症患者不能良好运动，久卧床后的情形。《素问·长刺节论》曰："病在骨，骨重不可举，骨髓酸痛，寒气至，名曰骨痹"；《灵枢·经脉》曰："足少阴气绝，则骨枯"，此与现代医学骨质疏松症表现为骨痛、肌无力、驼背等症状相似。

中医对骨质疏松症病因及发病机制的阐述

■ 肾虚论

《黄帝内经·素问·上古天真论》中阐述："女子七岁，肾气盛，齿更发长；二七而天癸至，任脉通，太冲脉盛，月事以时下，故有子；……四七，筋骨坚，发长极，身体盛壮；五七，阳明脉衰，面始焦，发始堕；……七七，任脉虚，太冲脉衰少，天癸竭，地道不通，故形坏而无子也。丈夫八岁，肾气实，发长齿更；二八，肾气盛，天癸至，精气溢泻，阴阳和，故能有子；……四八，筋骨隆盛，肌肉满壮；五八，肾气衰，发堕齿槁；……七八，肝气衰，筋不能动，天癸竭，精少，肾藏衰，形体皆极；八八，则齿发去"。此论述就阐明了人体的骨骼随着年龄变化的过程，对于女性 49 岁绝经后的变化尤为精辟。随着年龄改变，身体机能发生一系列变化后，出现以"筋不能动"为主的骨质疏松症，也就可以理解了。同时《黄帝内经》中也提出"肾主骨，肾藏精，精生髓，髓养骨"，骨的生长发育及功能的发挥，须依赖肾精的充养，肾精充足，则骨骼坚韧；若肾精不足，则骨骼发生退变，骨质脆弱，易骨折。当然，现代社会随着科技水平提高和人们营养状况等方面的改善，这些不良事件可以延迟。在中医看来，人体变化过程是自然演变的，环境因素固然可以延迟骨质疏松症的发生时间，但发生骨质疏松症也有遗传因素在起作用。

脾虚论

在中医五行学说中，心、肝、脾、肺、肾五者互为制约和促进。肾为先天之本、脾为后天之本，气血生化之源，肾精依赖脾运化水谷精微的不断补充得以充盛。《黄帝内经素问集注·五脏生成篇》曰："脾主运化水谷之精，以生养肌肉，故主肉"，是指肌肉的营养来自脾运化所吸收的水谷精微，所以脾主肌肉。西医认为肌肉收缩产生的力量作用于骨骼，促进骨骼的新陈代谢，但是在长期卧床或者缺少力量刺激的情况下，这样的力学刺激减弱或者消失后，容易产生废用性骨质疏松症，这也充分阐明了后天因素导致骨质疏松症的一个原理。脾主运化水谷之精的过程就相当于人体在消化吸收营养物质，如果不能很好地运转，会导致营养不良，也会产生骨质疏松症。脾除了与消化系统有关外，还与机体其他系统（如神经、体液、免疫、内分泌、造血等）有着密切的关系，直接或间接地影响钙等物质的吸收及骨代谢的调节，脾虚血滞是导致绝经女性骨质疏松症发生的主要病理机制。

血瘀论

《黄帝内经·素问·调经论》曰："血气不和，百病乃变化而生"，揭示气滞的血瘀，瘀滞阻络，则必然导致疾病的发生。清代王清任在《医林改错》指出："元气既虚，必不能达于血管，血管无气，必停留而瘀"，可见元气的推动和固摄作用，因此，气虚不能生血、气虚无力推动血行及气滞血行受阻都可致血瘀。老年人由于脏器衰退，精气血不足，易瘀血阻络，而致筋骨失养变化为骨质疏松症。而且瘀则不通，不通则痛，在这方

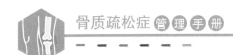

面可以解释老年人容易发生骨质疏松症及有些骨质疏松症患者周身疼痛的症状。

　　骨骼的生长、发育需要气血的滋润与濡养，气虚血瘀，气血推动无力，失去滋润濡养的作用，骨髓失养，导致骨质疏松症的发生。气血失和还会导致全身其他疾病。骨质疏松症发展至后期，血瘀变成重要的参与骨质疏松症发生和发展的因素。从这个角度可以理解有的骨质疏松症患者同时合并有其他疾病或者精神不佳等情况。

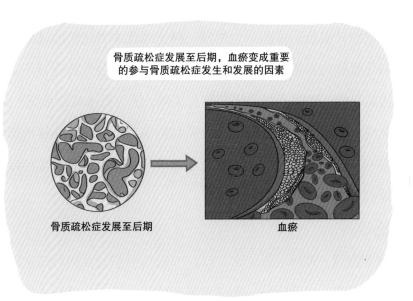

骨质疏松症发展至后期，血瘀变成重要的参与骨质疏松症发生和发展的因素

骨质疏松症发展至后期　　　　　　　　血瘀

▍外邪论

　　《黄帝内经·素问·痿论》曰："肾主身之骨髓"，骨髓失养，则加速骨质疏松症的出现，同时寒湿之邪凝滞于关节筋骨，致痹阻经脉，久留不去，使气血运行不畅，筋骨失养，而发骨痿。又如《黄帝内经·素问·

六元正纪大论》曰："感于寒，则病人关节禁锢，腰椎痛"，人体生病，在中医看来无外乎正邪对抗的结果，正气存内，邪不可干，但是如果正气损伤，导致机体免疫力下降，这时邪气内侵，就会导致疾病发生。骨质疏松症也是如此。

实际上，上述关于中医在骨质疏松症病因及机制发展方面的阐述，并非独立分割开来的，西医认为，在机体骨质疏松症发生、发展的过程中，不同阶段对应的病因不同，其发展也不同；中医认为，人体在与自然互相作用的过程中，逐渐发生各方面机能的变化，从而导致骨痿等症状，而且随着疾病的变化过程，人体的不同变化在其中起着既是表现又是推动的作用。

中医是一个非常灵动的辨证过程，尽管有时并不能像西医一样测得一些具体化的指标，但是对于骨质疏松症这类疾病的发生、发展有鲜明的解释，这样的理论基础也为中医的辨证施治提供了依据和思路，对于骨质疏松症的预防也提供了一定的思路，如避免一些不良环境因素、增加营养、多运动增进气血运行等。

中医对骨质疏松症诊断的阐述

古代中医对于骨质疏松症没有统一的分类方法，现代中医专家在辨证诊断方面有着不同的认识，有的专家将其分为肾阴虚型、肾阳虚型、阴阳两虚型骨质疏松症；有的专家结合整体发生过程，认为骨质疏松症属本虚标实，本虚以肾虚为主，标实多为瘀血、气郁等，将其分为肾精亏虚型、脾胃虚弱型、肝肾亏虚型、肾虚瘀滞型骨质疏松症；有的中医医生将其分为肾阴虚型、脾气虚衰型、肾阳虚衰型、肾精不足型骨质疏松症，以及气血不足型、气滞血瘀型、风邪偏盛型骨质疏松症；也有专家认为分为肝肾阴虚、脾肾阳虚、气血两虚、气滞血瘀四型骨质疏松症较符合临床实际。

如何理解这些分型，对骨质疏松症患者是一件比较为难的事情，实际上只需要找专业医生，请其进行望闻问切后再进行分类诊断即可。在中医看来，这些分型诊断和判断都是为了后续治疗做准备，所以专业的中医医生进行分型判断后，主要是看其治疗效果，而且在治疗的过程中，这些证候还会发生变化，所以中医辨证施治也需要不断进行随访和加以调整。各位患者只要找正规专业的中医医生进行诊断和治疗即可。

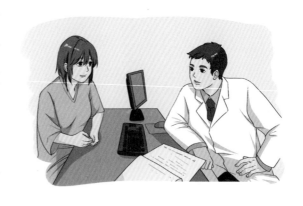

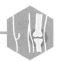

中医药与骨质疏松症的治疗

西医对于骨质疏松症治疗方面着重于抑制破骨细胞活性，减少骨质丢失，促进成骨细胞活性，提升新骨形成能力。中医根据各自认定的关于机体个体化的辨证，基于整体机能改善，运用不同的逻辑思维来针对性地治疗骨质疏松症，包括缓解症状和从根本上培固机体，所以不同的中医对于同样的疾病甚至同样的个体都有不同的看法，因辨证考量时不同，治疗效果有一定差别。

在治疗骨质疏松症的单味药选取方面，有研究发现，淫羊藿、丹参、补骨脂、熟地、杜仲、牛膝、骨碎补、黄芪、鹿茸、续断等药物具有良好治疗作用，已知目前共有125味中药入选骨质疏松症治疗经验方，涉及的药物类别依序分别为：补虚药、活血化瘀药、祛风湿药、利水渗湿药、收涩药、清热药、温里药、解表药、平肝息风药等。125味中药中，使用频次最多的药物为熟地，在103张验方中共使用63次；其次是淫羊藿，在103张验方中共使用56次；第三是杜仲，在103张验方中共使用49次；其后依序为当归（43次）、黄芪（40次）、牛膝（39次）、骨碎补（37次）、补骨脂（36次）、山药（34次）、山茱萸（34次）、鹿茸（30次）、丹参（30次）、茯苓（30次）、甘草（27次）、白术（26次）等。常用药主要有两大类，分别为补虚药和活血化瘀药。在归经方面，五脏均有涉及，统计归经药分析发现，以归肝、肾、脾经为主；性温、平，味甘、辛、苦的药物所占的比例较多。103 张经验方的基本方来源大多为六味地黄丸、左归丸、右归丸等方的加减。也有研究发现，在文献中出现频率前 15 位的中药名分别是：淫羊藿、熟地黄、骨碎补、当归、杜仲、鹿角胶、丹参、补骨脂、黄芪、续断、巴戟天、山萸肉、枸杞、鸡血藤、肉苁蓉。根据 2010 年 1 月至 2017 年 10 月的经验方中出现药物统计分析，最多为熟地黄，使用频率达到了 80.95%；其次为淫羊藿和杜仲，使用频率分别为 64.29% 和 57.14%；其他使用较多的药物包括当归、黄芪、红花、枸杞、蛇床子、白芍及桃仁等。另外一项针对骨质疏松性骨折患者的1998—2018 年发表的中药验方研究发现，127 首中药方剂合计 157 味中药，结果显示：药物归经以肝、肾、脾三脏为主；四气中属性为温的中药高居首位，其次为平；五味以甘为首，其后依次为苦、辛二味。对 157 味中药进行用药频次统计，结果显示药物使用频率居于前 10 的中药单药分别为

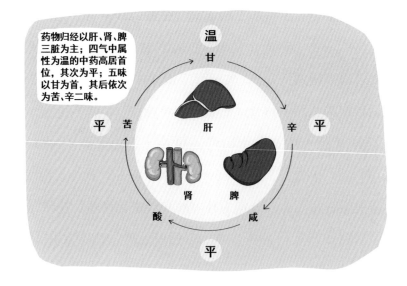

当归、熟地黄、骨碎补、淫羊藿、黄芪、续断、红花、牛膝、杜仲、补骨脂。中药治疗骨质疏松症的作用机制不是单一的，而是多途径、多靶点的。

杜仲通过提高雌激素水平、调节骨代谢相关细胞因子及促进护骨素形成等发挥抗骨质疏松症的作用。杜仲治疗骨质疏松症具有多成分、多层次、多途径共同作用的特点。有课题组曾经研究过杜仲在骨代谢方面的作用，还开展过大豆异黄酮这一类在中药（如葛根）中含量较为丰富的成分的相关研究，对于骨质疏松症的作用也进行过研究，发现其均能很好地改善骨微观结构。

骨质疏松症的中医治疗理念纠正其以虚为主，并在虚的基础上合并血瘀等外邪存在的现象，以补虚为根本，活血化瘀为辅，标本兼治；其方剂原则可归纳为以补肾壮阳、养肾滋阴为主，再根据临床辨证特点而佐以健脾益气、活血化瘀等基本治疗，且在调理脾、肾时，还要兼顾因外感六淫及气滞、痰、湿等所致疾病本质的影响，佐以祛风湿、利水渗湿等中药。治疗过程是漫长的，从整体观辨证论治、治病求本的特点出发，根据患者具体的变化适当配伍，采用标本兼治的原则进行治疗，作为全身衰老性疾病的整体调理，并着重改善患者的身体素质，才能充分发挥中医治疗本病的优势。有些中成药，如仙灵骨葆胶囊的主要成分为淫羊藿、续断、丹参、知母、补骨脂、地黄，具有活血通络，滋补肝肾，强筋壮骨的功效，可用于骨质疏松症，治疗腰背、肢体关节疼痛；益肾健骨汤由杜仲、川（续）断、桑寄生、牛膝、枸杞、熟地黄、当归、补骨脂、黄芪、山药、茯苓等组成，其中杜仲、川断、桑寄生、牛膝具有补肾壮筋骨的功效；枸杞、熟地黄、当归、补骨脂则填精补血、滋养肝肾，黄芪、山药、茯苓健脾益气，诸药配合共奏滋补肝肾、补髓健骨、健脾益气之效。在骨质疏松性骨折早期、中期、晚期应用的中药组方不同，早期重在行气、活血、止痛，中期重在续筋接骨，后期则重在补益肝肾、强筋健骨。

滋补肝肾的代表方剂为六味地黄丸，该方为宋代钱乙将《金匮要略》中"肾气丸"减去附子、桂枝而成，由熟地黄、茯苓、山茱萸、牡丹皮、山药和泽泻六味中药组成，是肾阴虚症经典方。健脾补肾代表方剂为补中益气汤加减方，该方剂由黄芪、党参、黄精、紫河车、大枣、甘草等十味中药组成，具有补益脾肾、强筋健骨的功效。活血化瘀、行气止痛方的代表方剂为独活寄生汤，该方剂出自唐代孙思邈《备急千金要方》，由独活、防风、桑寄生、赤芍、熟地、人参等十余味中药组成，主要功效为补益肝肾气血、强筋健骨、祛风止痛，主治肝肾不足、气血两虚。

骨质疏松症作为危害老年人群的主要疾病之一，中医学研究的不断发展为其治疗提供了更多方法，在实际治疗过程中主要采用补肾壮骨、益气健脾、活血调肝等对本、对症治疗等，针对骨质疏松症的病因及发病机制进行治疗。

中医药与骨质疏松症预防

我国医学典籍《黄帝内经》最早提出"治未病"这一理念，《黄帝内经·素问·四气调神大论篇》则提出"上工治未病，不治已病"，该理念以养生为基础，古人关注食饮有节、起居有常等健康生活方式。肾是先天之本，禀受父母之精，但与肝、脾、气、血瘀等密切相关，故中医防治骨质疏松症和现代医学相统一。骨质疏松症的预防要从年少时期开始。《黄帝内经·素问·上古天真论》云："女子……四七，筋骨坚，发长极，身体盛壮……男子……三八肾气平均，筋骨劲强，故真牙生而长极"，说明现代医学认识骨质疏松症青年时期的峰值骨量和《黄帝内经》的一致性。对于骨质疏松症的预防亦体现中医整体观念、天人合一的原则，法于阴阳，和于术数，食饮有节，起居有常，不妄作劳。

"治未病"思想对疾病发生前后的整个渐进性过程都有所涉及，其"治"兼指治疗、预防、干预，主要通过相应防治措施控制疾病发生，体现"未病先防，既病防变"的思想。该过程具体由 5 个阶段构成：①未病：也就是健康平衡、阴平阳和状态。治以防患未然、未病先防。②未病之病：也就是未发生疾病前身体出现的异常征象。患者出现骨质疏松性骨折前通常存在骨质大量流失，并出现肌肉运动减弱、肢体感觉减退、腰酸背痛等症状。治当防微杜渐、未病治萌。③已病之病：也就是已经发生的疾病。治当精准论治，已病辨证。④传变之病：人体脏腑、筋骨、气血、经络、表里之间相辅相成。疾病病性、病位变化遵循脏腑传变、表里传变、经络传变的规律。⑤疾病痊愈后预防调护：也就是治疗后疾病痊愈状态。治以预后调补、病愈防复。《黄帝内经》有述"精神内守，病安从来"，减轻患者的心理负担，保持乐观的心态有利于提升依从性和治疗效果。依据中医"七情"理论，采用情志相胜疗法调节患者情绪从而调和气血，可有效地促进患者恢复健康，具有鲜明的中医特色。中医讲究"形劳而不倦"，且运动改善骨密度、维持骨结构，降低跌倒与脆性骨折风险等作用已得到现代医学的证实。八段锦、五禽戏和太极拳等简单实用，可以增强老年患者的肌肉耐力，改善平衡协调性、维持骨结构，预防骨质疏松症。

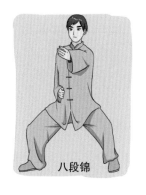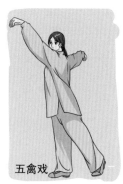

八段锦　　　　　五禽戏

中医治疗方法多样，内外兼治，疗效显著，且价格低廉，使用方便，不良反应少，易被骨质疏松症患者接受，对于一些西药治疗后效果欠佳者具有选择性。但也要正确认识中医药在防治骨质疏松症方面亟待解决的一些问题：①中医药辨证治疗骨质疏松症尚无统一的标准，诊断、治疗及疗效方面尚未标准化；②中医药治疗骨质疏松症的有效成分研究及作用机制尚不明确；③中药生长的自然环境及条件的不可控性，在一定程度上会影响中药疗效的稳定性；④相关循证医学的统计分析缺乏，限制了中医药治疗骨质疏松症的应用。但作为祖国瑰宝的中医药肯定能够在骨质疏松症的防治方面起到独特的作用，尚需中医专家进一步挖掘和整理，在此基础上发扬光大。

第八章
骨质疏松性骨折的特点、预防和治疗

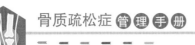

关于骨质疏松性骨折，你知道多少？

我们的骨骼处于不断代谢更新的过程中，旧的骨质被吸收且被新的骨质所代替，当吸收过多或过快，就会出现骨质疏松症。骨质疏松性骨折是中老年人最常见的骨骼疾病，也是骨质疏松症最严重的后果，具有高发病率、高致残率、高致死率，以及高医疗花费和低生活质量等特点，造成沉重的家庭和社会负担。因此，了解骨质疏松性骨折的特点可以帮助我们早发现、早诊断、早治疗这一类疾病。现在就让我们一起来了解骨质疏松性骨折吧！

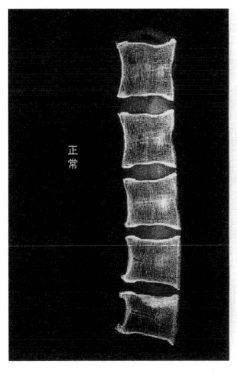
正常

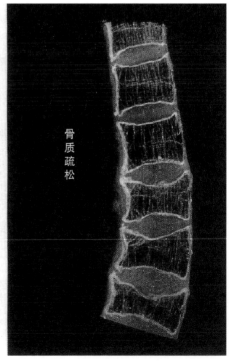
骨质疏松

骨质疏松性骨折是骨质疏松症患者骨强度下降到一定程度后的最严重后果，属于脆性骨折。脆性骨折是指在日常生活中受到轻微外力时发生的骨折，如打个喷嚏肋骨断了、走平路滑倒手腕骨折等。若把人体比作一座桥梁，骨骼则为支撑起桥梁的钢筋，那么骨质疏松症就是"豆腐渣工程"！

■ 骨质疏松性骨折在老年人中患病率高

2018 年国家卫生健康委发布的《中国居民骨质疏松症流行病学调查》显示：50 岁以上男性骨质疏松症患病率为 6%，女性患病率则达到 32.1%，65 岁以上女性的骨质疏松症患病率达到 51.6%。女性患病率明显高于男性的主要原因是女性绝经后雌激素水平下降，骨量迅速丢失，而男性则呈缓慢丢失过程。由于骨折多发于中老年人，因此一旦发生骨折，恢复时间长，容易出现骨折延迟愈合甚至不愈合的情况，他们将面临几个月的卧床，一些器官继而出现功能退化，加上老年人常合并其他器官或系统疾病，全身状况差，骨折治疗时易发生并发症，增加治疗的复杂性，所以有人把老年人发生的股骨颈骨折称为"人生最后一次骨折"。

■ 骨折常常是部分骨质疏松症患者的首发症状和首次就诊原因

骨折发生的常见部位为椎体（胸椎、腰椎）、髋部（股骨近端）、前臂远端（手腕部）和上臂（肱骨近端），其中最常见的是椎体骨折，最严重的是髋部骨折，不仅严重降低患者的生活质量，而且致残率和病死率均显著提高。据统计，2015 年我国主要骨质疏松性骨折（腕部、椎体和髋部）约为 269 万例次，据预测，2035 年将达到 483 万例次，到 2050 年将高达 599 万例次。其他部位亦可发生骨折。骨折一旦发生，骨折部位可

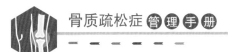

出现疼痛、畸形及功能障碍等表现。由于老年人对疼痛敏感性差，当发生骨折时可能没有典型表现，而是"无声无息"的，往往是因其他原因拍片子偶然发现骨折，所以容易造成骨折的漏诊和误诊。骨质疏松症患者中发生疼痛者约为42%，一旦发生骨折常导致疼痛或疼痛加重，因此出现腰背痛或全身骨痛时应警惕骨质疏松症的发生。

胸椎、腰椎发生压缩性骨折时可导致身高变矮或驼背畸形，因此绝经后女性或50岁以上男性，当身高较年轻时最高身高缩短≥4 cm或者1年内身高缩短≥2 cm，提示可能有椎体骨折，建议去医院做胸椎、腰椎X线片侧位影像检查。

▌骨质疏松性骨折发生后，再骨折的风险显著增加

在首次发生骨质疏松性骨折后同一部位或其他部位再次发生骨折的概率提高了2~9倍，而且年龄越大，骨量流失的速度越快，再发骨折的概率也会增加。所以还没有发生骨质疏松症但具有骨质疏松症危险因素者，应防止或延缓病情发展为骨质疏松症并避免发生第一次骨折，而已有骨质疏松症或已经发生过脆性骨折者，应避免发生骨折或再次骨折。

随着老龄化社会的到来，骨质疏松症已经成为危害公众健康不容忽视的问题，可不是"吃点钙片就行了"这么简单。加强公众对预防骨质疏松症重要性的认识，提高骨密度检测率，使居民在骨量下降初期采取及时的防控措施，可很大程度上预防和延缓骨质疏松症乃至骨质疏松性骨折的发生。

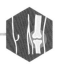

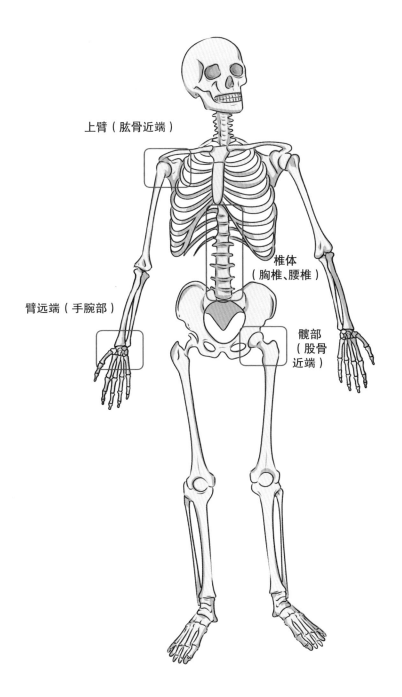

上臂（肱骨近端）

椎体
（胸椎、腰椎）

臂远端（手腕部）

髋部
（股骨
近端）

骨质疏松症常见的骨折部位

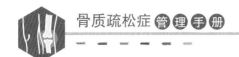

知己知彼，预防脆性骨折

骨质疏松性骨折的特点主要概括为"四高一低"，即高发病率、高死亡率、高致残率、高费用及低生活质量。要预防骨质疏松性骨折，首先我们就要从以下 6 个方面预防骨质疏松症。

▋一教

老年人对于骨质疏松症及骨折的认识不够，应通过健康教育传播骨质疏松性骨折的健康知识，传授保健技能，防止骨折的发生，同时应定期评估健康传播效果，及时分析健康教育资料，完善健康教育手段。

▋二吃

原则为食用富含钙、少盐及适量蛋白质的均衡膳食。推荐每天蛋白质的摄入量为 0.8 ~ 1.0 g/kg，同时建议每天摄入 500 ~ 600 mL 牛奶或者相当量的奶制品。同时也要注意控制体重指数，当体重指数过低时，骨折风险明显上升；过高的体重指数同样可能增加骨折及其他心血管事件的风险。

▋三晒

充足日照，同时需要注意：①增加暴露面积。②尽量不涂抹防晒霜，不穿防晒衣，不打防晒伞等遮阳物品，以免影响日照效果。③需要注意避免强烈阳光照射灼伤皮肤。此外，按照推荐的方法晒太阳并不会引起皮肤癌。

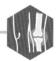

四动

规律运动可增加骨密度、提高平衡能力、减少跌倒风险。运动时注意放慢动作，并且要注意环境安全，不建议骨质疏松症患者进行登高运动，不要在湿滑的地面上运动，还要避免去人多拥挤的场所进行运动。

运动应该遵循以下几个原则。①个体原则：运动应该针对目标骨骼，根据个体实际情况制定运动方案。②循序渐进原则：运动的最大量需要超过日常体力活动，逐渐增加运动量。③持之以恒原则：建议骨质疏松症患者进行负重运动及抗阻运动，在运动开始前需要进行全面体检以了解自己的健康水平，根据个人实际情况及所处阶段选择合适的运动项目，并及时调整运动方案以使自己能长期坚持。具体的运动指导可参考中老年人预防骨质疏松运动方案（表2）。

如果你是久坐人群，平时不锻炼，那你就需要从初级阶段开始，从推荐项目中选择一类，或同时进行多类运动，每周锻炼时长、锻炼频次、运动量的判断可参照具体方案进行实践与评估；若你已完成了3个月的初级阶段锻炼，或者你平时有锻炼习惯，你可直接进行中级阶段的锻炼；如果你成功完成了中级阶段的运动，或者平时有运动基础并且体质良好，能够耐受较高强度的运动，那你可直接进入高级阶段。值得注意的是，在所有运动开始之前都需要有专业医生的评估，运动一段时间再进行效果的评估。

表 2　中老年人预防骨质疏松症运动方案

阶段及对应人群	推荐项目	具体方案
初级阶段（第 1 ～ 3 个月）：长期静坐者、无锻炼经验、体质较差者等，初级阶段持续时间视个体情况而定	A 类：步行、快走、自行车 B 类：踏板操、单足站立 C 类：太极、八段锦、五禽戏	根据个人爱好选择以下两种方式之一（以下同）：①从 A 类、B 类中各选一项运动项目，每周 3 天，每次 20 ～ 40 分钟。②C 类每周 4 ～ 6 天，若配合 A 类、B 类运动可适当减少时间，每天运动时间控制在 30 ～ 60 分钟，心率控制在最大心率的 55% ～ 65%
中级阶段（第 4 ～ 6 个月）：完成初级阶段或有锻炼习惯的人群	A 类：快走、慢跑、自行车 B 类：踏板操、单足站立、低强度抗阻训练（弹力带） C 类：太极、八段锦、五禽戏、太极柔力球	①从 A 类、B 类中各选择一项运动项目，每周 3 天，每次 30 ～ 45 分钟，低强度抗阻运动主要利用弹力带进行髋部前屈、后伸、外收内展，每个动作 3 组，每组 8 ～ 15 次。②C 类每周 5 ～ 6 天，若配合 A 类、B 类运动可适当减少时间，每天运动时间控制在 40 ～ 60 分钟，心率控制在最大心率的 55% ～ 75%
高级阶段（第 10 ～ 12 个月）：完成中级阶段或有一定运动基础并体质良好的人群	A 类：快走、慢跑、自行车 B 类：负重踏板操（负重为体重的 4% ～ 8%）、单足站立、低强度抗阻训练（弹力带） C 类：太极、八段锦、五禽戏、太极柔力球	①从 A 类、B 类中各选一项运动项目，每周 4 天，每次 30 ～ 45 分钟。②C 类每周 6 天，若配合 A 类、B 类运动可适当减少时间，每天运动时间控制在 40 ～ 70 分钟，心率控制在最大心率的 60% ～ 80%

注：运动前必须进行体检，确定你是否适宜上述运动项目，每次运动以不产生疲劳或轻度疲劳为宜，每次运动前后各做 30 分钟热身运动及放松运动。初级阶段由专业人士指导，每周至少一次会谈（面谈或其他形式的交流皆可），每月进行健康教育评估，达标后可加入下一阶段的训练（以上表格来源 2015 年版《运动防治骨质疏松专家共识》）。

▌五改

改变不良生活习惯。戒烟，限酒，避免过量饮用咖啡、碳酸饮料，尽量避免或少用影响骨代谢的药物，如激素类、部分降糖药、抗癫痫药、抗病毒药物、肿瘤化疗药等。

■六查

定期检查骨折风险。建议 40 岁以上人群体检时常规检查骨密度，有骨质疏松症及骨折高风险人群更应该定期至代谢内分泌门诊进行专业评估。

若患者被诊断为骨质疏松症，那么我们应该如何避免骨质疏松性骨折的发生呢？详见下面的"一治二护"。

（1）一治

在被诊断骨质疏松症后，首先应该治疗骨质疏松症，尽量改善骨质量，预防骨质疏松性骨折或再骨折。骨质疏松症治疗包括基础治疗（包括钙剂和维生素 D 的补充）及药物治疗（抗骨吸收药物及促骨形成药物）。

（2）二护

对高危人群应采取有效的预防性护理措施，能够减少骨折的发生。其中预防跌倒是预防骨质疏松性骨折或再骨折行之有效的关键措施。建议进行个体化的安全防护指导。

骨质疏松性骨折是可防可治的疾病，我们应该提高认识，及时发现，养成良好的生活习惯，结合正确的运动方式，及时将骨质疏松性骨折扼杀在摇篮里。

骨质疏松性骨折的治疗

骨质疏松症是一种与增龄相关的骨骼疾病，随着年龄增长发病率增高。骨质疏松性骨折是骨质疏松症的严重后果，常见的骨折部位是椎体、髋部、前臂远端、肱骨近端等。骨质疏松性骨折的危害巨大，是老年患者致残和致死的主要原因之一。发生髋部骨折后1年之内，20%患者会死于各种并发症，约50%患者致残，生活质量明显下降。而且骨质疏松症及其骨折的医疗和护理需要投入大量的人力、物力和财力，造成沉重的家庭和社会负担。然而必须强调的是，骨质疏松症性骨折是可治的，即使已经发生过脆性骨折的患者，经过适当的治疗，也可有效降低再次骨折的风险。

■ 发生骨质疏松性骨折之后有哪些治疗措施呢？

骨质疏松性骨折的治疗措施主要包括手术治疗、药物治疗和康复治疗。

■ 所有的骨质疏松性骨折患者均需要手术治疗吗？

答案是否定的。骨质疏松性骨折患者，尤其是老年患者，必须对其全身状况、器官功能、可能发生的风险及预后做全面评估，实施手术或非手术的综合处理。以下为骨质疏松性骨折的治疗方式。

腰椎骨折：疼痛不严重者可保守治疗，以卧床为主（3～4周），腰背部垫软枕，下地活动时建议佩戴支具；疼痛明显者，可给予镇痛药，亦可手术治疗。

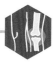

髋部骨折：包括股骨颈骨折和股骨转子间骨折，若条件允许，应尽早手术治疗。股骨颈骨折多选择人工关节置换，而股骨转子间骨折选择手术内固定治疗。

桡骨远端骨折：多选择保守治疗，复位后石膏固定，若影响关节则选择手术治疗。

肱骨近端骨折：无移位的情况下，可选择颈腕吊带悬吊；有移位骨折的患者，目前主张早期手术，行手术固定治疗。

▌除了上述治疗，还需要抗骨质疏松药物治疗吗?

骨折前已应用抗骨质疏松药物者可继续应用。骨折前未用抗骨质疏松药物者，则根据患者情况分两类进行选择：①骨折后急诊或早期进行内固定手术者，在手术后患者全身情况稳定时，建议适时进行抗骨质疏松治疗。②骨折后暂时不做手术或保守治疗患者待全身情况稳定时，建议适时进行抗骨质疏松治疗。

▌还有其他注意事项吗?

骨质疏松性骨折在骨折后应及时合理使用抗骨质疏松药物，以降低再骨折的风险。在药物、手术等治疗的同时，积极、规范、综合的康复治疗也是必不可少的。

▌针对骨质疏松性骨折的康复治疗有哪些?

当然，针对骨质疏松性骨折的康复治疗主要包括运动、物理治疗及康复训练等。

运动：在情况允许时，可选择快步走、举重、蹬踏、哑铃操、划船等运动增加肌力，改善步态和平衡，减少摔倒和骨折的风险。

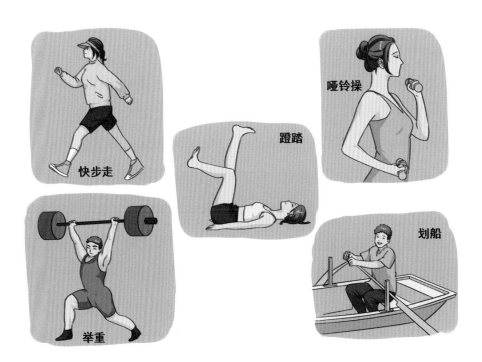

物理治疗：此治疗方法简便、无创、有效且安全。对骨质疏松性骨折或者骨折延迟愈合患者可选择低强度脉冲超声波、体外冲击波等治疗以促进骨折愈合。

康复训练：骨质疏松性骨折的恢复慢，康复期长。在不影响骨折制动及骨折愈合的前提下，应尽早开始康复训练。循序渐进，避免粗暴操作。行动不便者可选用拐杖、助步器等辅助器具，以提高行动能力，减少跌倒发生，可通过佩戴矫形器缓解疼痛，矫正姿势，预防再骨折等。

第九章
骨质疏松症会
遗传吗

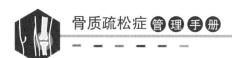

走出骨质疏松症与遗传的四大误区

骨质疏松症与遗传的关系到底是怎样？我们一起来看看，你是否也有同样的认知误区。

■ 误区一：父母有骨质疏松症，那我肯定也会有

其实不用这么悲观，就目前的研究进展而言，骨质疏松症的发病与遗传因素存在一定的联系，父母有骨质疏松症，其子女患骨质疏松症的风险会比常人更高一些。

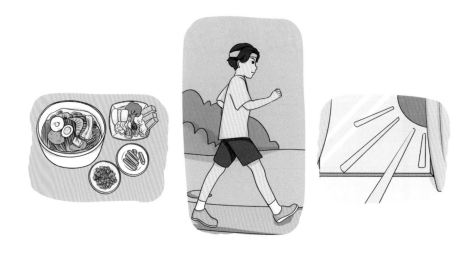

后代通过改变不良的生活方式，如均衡饮食、适当活动、充足日照等，
可延缓、减少甚至避免骨质疏松症的发生

但这并不是说有骨质疏松症病史的家族，其后代就一定会患骨质疏松症。这里所谓的遗传，只是说后代患骨质疏松症的概率会大一些，而最终会不会患骨质疏松症，除了遗传因素，环境因素也不容忽视。后代通过

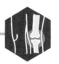

改变不良生活方式，如均衡饮食、适当活动、充足日照等，可延缓、减少甚至避免骨质疏松症的发生。

■ 误区二：父母没有骨质疏松症，那我肯定就不会有

常听到周围有人在讨论"谁谁像他妈妈一样，年纪轻轻就驼背（骨质疏松症），这遗传基因可真强大，好在我们家没这毛病，我不用担心了。"这句话只说对了一半，父母没有骨质疏松症，子女患骨质疏松症的风险是会低些，但并不是父母没有骨质疏松症，子女就一定不会有。影响骨质疏松症患病的因素还有很多，如不良的生活方式、使用某些药物、患某些疾病等，这些都是骨质疏松症的危险因素，甚至骨质疏松症患病还和种族有关系，其中白色人种风险最高，黄色人种次之，黑色人种风险最低。

■ 误区三：周围患骨质疏松症的都是女性，男性不会得骨质疏松症

"周围患骨质疏松症的基本上都是女性，是不是骨质疏松症只传女不传男？"部分男性存着这样的侥幸心理，觉得骨质疏松症不可能发生在自己身上。

从临床数据来看，骨质疏松症的发病率有持续上升的趋势，而且女性比男性更容易"中招"。女性尤其是绝经后的中老年女性，骨质疏松症的患病风险更高。那是因为女性在进入更年期后，体内的雌激素水平迅速下降，更容易出现绝经后骨质疏松症。

男性患骨质疏松症的风险较女性低，并不意味着男性不会发生骨质疏松症，如果男性经常出门以车代步、缺乏户外运动、日照时间不足、挑食、嗜好烟酒、喜饮浓茶和咖啡等，骨质疏松症同样会盯上你，所以男性

也不能存侥幸心理。

■ 误区四：生完孩子后才有的骨质疏松症，那不会遗传

有人认为，骨质疏松症的发病和遗传有关，但我妈妈是生了我之后才患上骨质疏松症，生我之前是没有的，那我的这个骨质疏松症不是遗传的。

骨质疏松症的遗传与母亲生育前患病还是生育后患病没有关系，而是与遗传基因有关。有骨质疏松症的易感基因在体内，加上后天的不良生活方式，就容易诱发骨质疏松症。所以不论女性生育前或者生育后，甚至是男性，只要得了骨质疏松症，其子代的患病风险都会增加，这就是遗传因素起的作用。

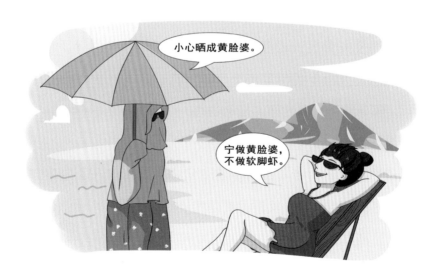

因此，走出骨质疏松症遗传的认知误区，我们不能改变家族史，不能改变性别、种族，那就从我们能够改变的做起，尽早养成良好的生活习惯，远离骨质疏松症！

一家几口患骨质疏松症，是遗传还是传染？

近期，一位医生接到了一位患者家属的如下咨询。

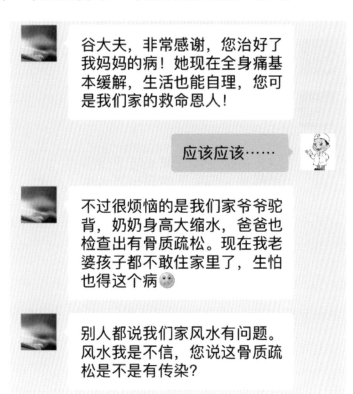

谷大夫，非常感谢，您治好了我妈妈的病！她现在全身痛基本缓解，生活也能自理，您可是我们家的救命恩人！

应该应该……

不过很烦恼的是我们家爷爷驼背，奶奶身高大缩水，爸爸也检查出有骨质疏松。现在我老婆孩子都不敢住家里了，生怕也得这个病😷

别人都说我们家风水有问题。风水我是不信，您说这骨质疏松是不是有传染？

从聊天记录来看，这位家属是挺烦恼的！家里爷爷、奶奶、爸爸、妈妈都患有骨质疏松症，老婆和孩子害怕也患病，都不敢住家里，这事情确实比较烦恼。怎么一家好几口都患上了骨质疏松症？是不是这骨质疏松症真传染？

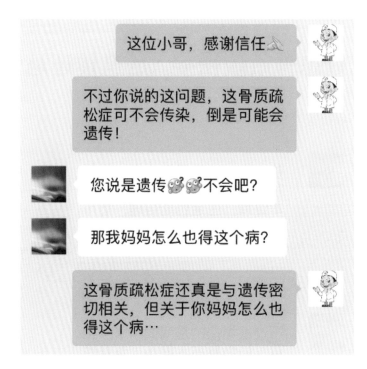

这位小哥，感谢信任🙏

不过你说的这问题，这骨质疏松症可不会传染，倒是可能会遗传！

您说是遗传🐛🐛不会吧？

那我妈妈怎么也得这个病？

这骨质疏松症还真是与遗传密切相关，但关于你妈妈怎么也得这个病…

　　医生说这骨质疏松症会遗传不会传染，生病了听医生的肯定没错！可家属讲得也很有道理：这位妈妈又不是爷爷奶奶的女儿，如果不是传染，妈妈是怎么患上骨质疏松症的呢？我们一起来看医生怎么说。

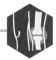

请注意，是密切相关而不是唯一，非遗传因素对骨质疏松症的影响，也不可忽视。这非遗传因素就有一些不健康的生活方式，包括缺少运动，日照少、吸烟饮酒，爱喝饮料、太消瘦等。你看你们家的生活习惯是不是就有这些？

还有一些疾病像常说的甲亢、糖尿病等，某些药物如糖皮质激素等也对骨代谢影响很大。

说到这里，那我就立刻明白了

我爸爸骨质疏松应该主要是遗传，我妈妈只怕是太瘦了？！还有我们家都爱喝酒……原来这骨质疏松不传染。

谢谢谷大夫🌹🌹

原来骨质疏松症除了和遗传有关外，还和一些非遗传因素密切相关，如不良生活习惯、患有某些疾病和服用某些药物等。这位父亲的骨质疏松症可能是遗传因素影响大，但其母亲消瘦，而且全家爱喝酒，这些都有可能是其母亲患骨质疏松症的原因。当然也说不定其母亲患病与遗传也有关，

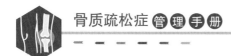

那就要看母亲家族那边是否有骨质疏松症的遗传史了。

看来，骨质疏松症是只遗传，不传染。一家好几口都有骨质疏松症，遗传是很重要的因素，非遗传因素的影响也不可忽视，一家大小饮食、运动等生活习惯相似，患的病就可能相同。除了骨质疏松症，还有糖尿病、高血压等很多疾病都有这种特征。

听了医生解释，这位家属应该是可以放心接老婆、孩子回家了，只是他及孩子患骨质疏松症的风险都会增高，今后可要注意早预防。

提醒大家，不管是否为骨质疏松症高危人群，都需要早期进行生活方式干预，人人都有骨质疏松症的患病风险，只是高危人群更须重视。

第十章
骨质疏松症及骨折人群护理

骨质疏松症护理之饮食篇

现今骨质疏松症的患病率越来越高，严重威胁到中老年人的健康安全和生活质量，骨质疏松症患者除了接受药物治疗和运动疗法外，正确的饮食习惯也非常重要。下面，我们一起来学习骨质疏松症护理的饮食注意事项。

▌ 适量的主食

保持每天适量的谷类食物摄入，保持合适的体重。一般成年人每天摄入 250～400 g 为宜，饮食主要以米、面、杂粮为主，做到品种多样、粗细粮合理搭配。

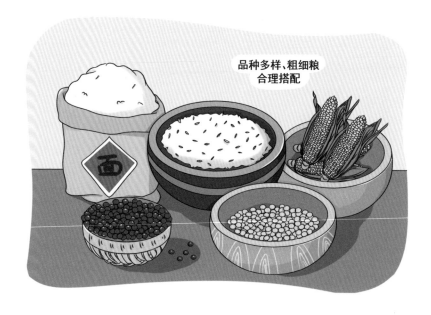

品种多样、粗细粮
合理搭配

■ 适当摄入富含蛋白质的食物

蛋白质摄入过多会增加钙的流失，因此避免摄入过多蛋白质，适量的增加蛋白质摄入为佳，一般每天 1.2 ～ 1.4 g / kg，有利于钙的吸收。

常见植物蛋白有豆腐、豆浆、豆腐脑等。

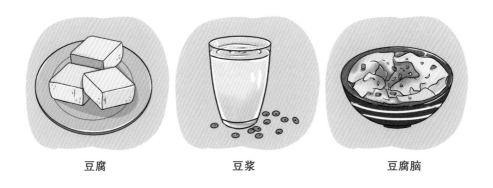

豆腐　　　　　　　　　豆浆　　　　　　　　　豆腐脑

常见动物蛋白有蛋类、畜禽鱼类、牛奶及奶制品等。

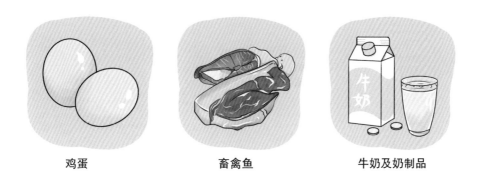

鸡蛋　　　　　　　　　畜禽鱼　　　　　　　牛奶及奶制品

例如，《中国居民膳食指南（2022）》建议每人每天摄入 40 g 大豆或其制品。以所提供的蛋白质计，40 g 大豆分别约相当于 200 g 豆腐、80 g 豆腐干、30 g 腐竹、700 g 豆腐脑、800 g 豆浆。

▍适当摄入富含维生素 D 的食物

维生素 D_3 可以使进入体内的钙吸收提高 30% ～ 80%，常见的食物来源有三文鱼、鱼肝油、香菇等。

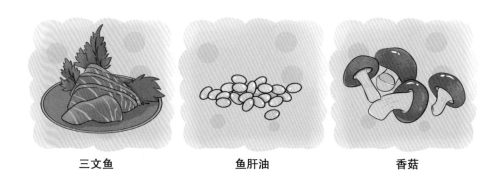

三文鱼　　　　　　　　鱼肝油　　　　　　　　香菇

▍适当摄入富含钙的食物

含钙高的食物有牛奶、酸奶、海产品、豆制品、绿叶蔬菜、坚果等。

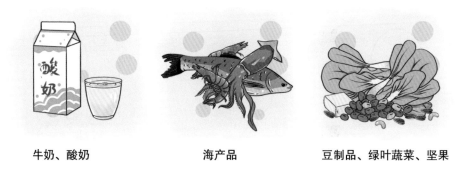

牛奶、酸奶　　　　　　海产品　　　　　豆制品、绿叶蔬菜、坚果

我国老年人平均从饮食中获钙 400 mg/d，而中国居民 50 岁以上人群钙摄入量 1000 mg/d 才能维持理想骨峰值，因此要维持健康正常骨量，就需要我们额外补充钙 500 ～ 600 mg。

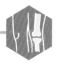

喝牛奶是最好的补钙方式：简单、吸收快、吸收率高。一般情况下，100 mL 牛奶含钙 80～120 mg，适当喝些牛奶，再多摄食其他钙含量高的食物，能有效地防治骨质疏松症。

适当油脂、清淡饮食

油脂类：长期吃得太油腻会让骨骼中的矿物质大量流失，骨头变细和变脆，出现骨质疏松症。世界卫生组织推荐合理膳食模式中，烹调油摄入量不宜超过 25～30 g，也就是日常用的白瓷勺每天 2～3 勺（建议食用植物油，其不含胆固醇，且是我国居民维生素 E 的首要来源）。

盐：摄入过高的食盐会加速钙流失，平均每增加 6 g 盐的摄入，就会增加 23 mg 钙的排出，久而久之，骨质流失，造成骨质疏松症。中国营养学会建议健康成年人一天食盐量（包括酱油和其他食物中的食盐量）是 5 g（1 g 盐约 1 粒黄豆大小，5 g 盐约 1 个啤酒瓶盖的量）。一般 20 mL 酱油中含盐 3 g，10 g 黄酱含盐 1.5 g，如果菜肴需要用酱油和酱料，应按比例减少其中的食盐用量。习惯过咸味食物者，可在烹制菜肴时放少许醋，提高菜肴的鲜香味，帮助自己适应少盐食物。此外，还要注意减少酱菜、腌制食品及其他过咸食品的摄入量。

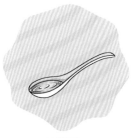

油脂类

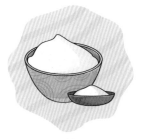

盐

改变不良的生活饮食习惯

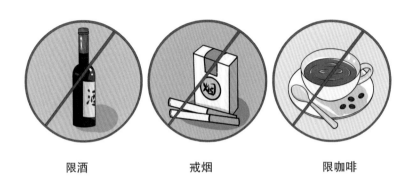

限酒   戒烟   限咖啡

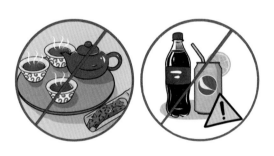

勿喝浓茶   限碳水化合物

限酒：过量饮酒不利于骨骼的新陈代谢，酒精对肾脏有一定的损害，降低肾脏对钙、磷的重吸收功能，长此以往可引起骨质疏松症甚至造成股骨头坏死。成年男性一天饮用酒的酒精量不超过 25 g，相当于啤酒 750 mL 或葡萄酒 250 mL 或 38 度的白酒 75 g 或高度白酒 50 g；成年女性一天饮用酒的酒精量不超过 15 g，相当于啤酒 450 mL 或葡萄酒 150 mL 或 38 度的白酒 50 g。

戒烟：吸烟会影响骨峰值形成，促进骨质溶解，不利于骨形成，若每天吸 20 支烟，25 ～ 30 年后骨量就会下降 8% ～ 10%。

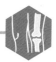

限咖啡：每 100 mg 咖啡因会让 6 mg 的钙流失，而且每 150 mL 的咖啡就含有约 100 mg 的咖啡因。所以一般在摄取量上，一天最好不要超过 300 mg，即不超过 450 mL 的咖啡。喝咖啡最好在用早餐及午餐后，因为这样可以促进肠胃的蠕动，帮助消化，可以分解吃下去的高热量、高脂食物，也不会像空腹喝咖啡那样对肠胃造成刺激。最好不要在晚餐后喝咖啡，避免对睡眠造成影响。

勿喝浓茶：浓茶会使尿钙排泄增加，还可引起消化道中的钙、蛋白质和其他营养成分难以吸收，如长期饮用会影响骨代谢。饮茶应注意时间，一般空腹或睡前不应该饮浓茶。空腹饮茶会冲淡胃液，降低消化功能，影响食欲或消化吸收；睡前喝茶易使人兴奋、难以入睡。

限碳酸饮料：碳酸饮料中添加的二氧化碳提高了饮料的酸度。当酸性二氧化碳进入血管后，人体就会用钙去结合它，而使骨骼中所需的钙来源减少。在饮用碳酸饮料期间，钙质吸收不足会造成明显的骨量丢失，特别是对青少年和女性的影响会更大。

▍日常饮食注意事项

一些蔬菜如菠菜、苋菜等含有较多的草酸（如果将这些菜在沸水中焯一下，滤去水再烹调，可减少部分草酸），其非常容易与钙结合成为不溶性的钙盐，影响钙的吸收，所以含钙量高的食物不宜与这些蔬菜一起烹饪或同吃（如豆腐和菠菜），也不能与高脂食物同餐，容易形成不易被吸收的脂肪酸钙，从而影响钙的吸收。

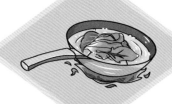

焯菠菜、苋菜

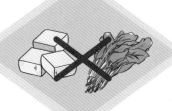

豆腐和菠菜

下面推荐可参照的一日富钙食谱（表3）。

表 3　一日富钙食谱

时间	富钙食谱
早餐	牛奶、大米、鸡蛋、面粉等，如花卷、高钙牛奶、煮鸡蛋
中餐	黄鱼、发菜、大米、油菜等，如米饭、清蒸鱼、油菜香菇、发菜汤
晚餐	豆腐干、虾皮、番茄、鸡蛋等，如虾皮豆腐干、番茄鸡蛋汤、米饭
睡前	睡前 1 小时喝 1 杯牛奶

骨质疏松症护理之药物篇

原发性骨质疏松症患者在治疗之前需要排除因继发其他疾病或服用药物等原因引起的骨质疏松症，才考虑进行抗骨质疏松症药物治疗。治疗药物的详细介绍详见第五章。那么，服用或注射这些药物需要注意什么？服用后又可能会有什么不良反应呢？如果你正在使用此种药物或是对此有所需要都可以了解一下。

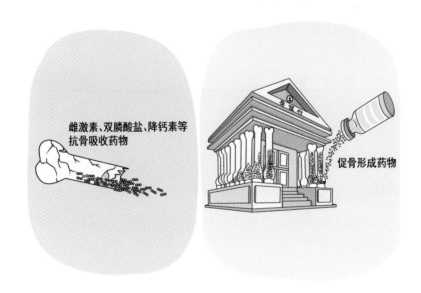

雌激素、双膦酸盐、降钙素等抗骨吸收药物

促骨形成药物

▌骨吸收抑制剂的那些"药"事

（1）阿仑膦酸钠

阿仑膦酸钠是临床上治疗绝经后骨质疏松症和男性骨质疏松症的一

线用药，服药注意事项如下。①空腹服用：服药30分钟内禁食任何食物或药物，主要是因本药的胃肠吸收率很低，以减少食物对药物吸收的影响。②温水送服：需要200～300 mL温开水来送服，以减少本药对胃肠道的刺激。③直立服用。④等待30分钟：在服药后30分钟内避免平卧、进食，应继续保持站立或坐立位，以及等待30分钟之后，再摄取食物。

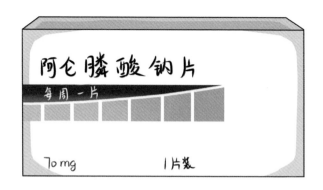

可能的不良反应：口服阿仑膦酸钠最常见的不良反应是胃肠道反应，少数患者可能会出现上腹疼痛、反酸等症状，我们可通过严格遵从上述服药要点来预防或减少药物对胃肠道的刺激，必要时由专科医生评估是否继续口服治疗。

（2）唑来膦酸注射液

唑来膦酸注射液是注射用双膦酸盐类的代表药物之一，通常在医疗机构门诊或住院治疗时，在专科医生的指导下使用，每年输注1次，每次输注时间大于15分钟，通常连续使用3～5次（或遵医嘱）。

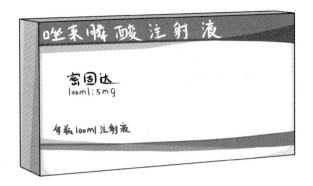

可能的不良反应：①"流感样"症状：唑来膦酸注射液最常见的不良反应为一过性"流感样"症状，表现为发热、骨痛和肌痛等，大多在用药1～3天内明显缓解，症状明显或发热者可以考虑使用非甾体抗炎药或其他解热镇痛药对症治疗以减轻相应的不适症状。②肾脏毒性：因进入血液的双膦酸盐类药物约60%以原形从肾脏排泄，故对于肾功能异常的患者应慎用此类药物或酌情减少药物剂量，每次给药前应检测肾功能，肌酐清除率＜35 mL/min者禁用。

▎促进骨形成的药物

促进骨形成的药物可增强成骨细胞活性，促进新骨的形成，从而有效减少骨量流失，明显改善骨痛症状，减少骨折发生。目前临床上常用的促进骨形成药物为特立帕肽注射液，它对患有严重骨质疏松症的老年患者和绝经后女性有很好的治疗效果，还可以缩短老年人骨折术后愈合时间，降低骨折风险。

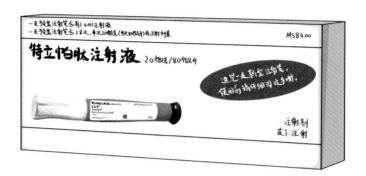

（1）用药注意事项

少数患者使用特立帕肽注射液后血钙浓度有一过性轻度升高，并在16 ～ 24 小时回到基线水平。用药期间应监测血钙水平，防止高钙血症的发生。

治疗时间不超过 2 年，治疗结束后要继续接受抗骨吸收药物（如双膦酸盐）治疗才能最大限度维持骨量和降低骨折发生。

禁忌证：有畸形性骨炎、骨骼疾病放射治疗史、肿瘤骨转移并发高钙血症者；肌酐清除率小于 35 mL/min 者；小于 18 岁的青少年和骨骺未闭合的青少年；对本品过敏者。

特立帕肽推荐剂量为每日皮下注射 20 μg，注射部位应选择大腿或腹部，注射部位和注射方法如下图，注意针头停留至少 10 秒，便于药液的充分注射及吸收，注射时宜选择 4 ～ 5 mm 规格的针头，才不易注射至肌肉层。

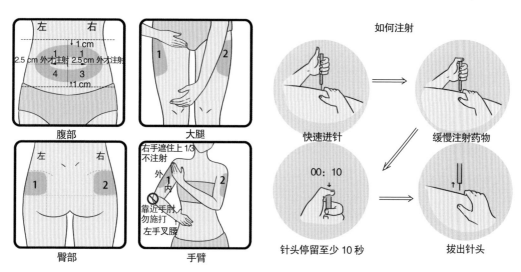

药品应在 2～8 ℃的冷藏条件下避光保存，拿出后即可注射，使用后应将注射笔立即放回冰箱，不得冷冻，不得将注射笔在安装有针头的状态下贮藏。未开封的注射笔超过保质期应禁用。已开封的注射笔有效期为28 天，未用完的不建议再使用。

（2）可能的不良反应

特立帕肽注射液在临床试验中，接受本品治疗的患者中最常报告的不良反应有恶心、肢体疼痛、头痛和眩晕。

皮肤：可见注射时疼痛、红斑（皮内注射、皮下注射）、瘙痒（皮下注射）、荨麻疹（肌内注射）。

其他：约 3% 的骨质疏松症患者用药后 1 年产生抗特立帕肽抗体，但患者似乎未出现不良后遗症或药物效力降低（如骨矿物质密度）的情况。

骨质疏松症护理之居家篇

改变生活方式是骨质疏松症非药物治疗的主要方式，为了保持良好的脊柱和关节健康，预防骨质疏松症的并发症，我们在生活中有许多需要注意的事项和小窍门。

■ 骨质疏松症患者日常生活的正确姿势

一些居家的正确姿势可有效减少骨质疏松症患者骨折的发生，我们一起来通过表4学习一下。

表4 骨质疏松症患者居家的正确姿势

姿势	要点解读	图示
卧姿	可选硬板床；枕头托住颈椎、头尽量不要前屈或后仰，也不要向一侧偏斜；腰背放平伸直；双髋及双膝略屈；使肌肉能自然松弛	
起床	首先转侧卧，再用手力撑床起，这样腰背才能省力气	
坐姿	椅子的高度最好平及膝盖，坐时挺腰收腹（颈、胸、腰保持平直），双脚触地。看电视、书报等亦是如此姿势，不可趴着或者躺着	

（续表）

姿势	要点解读	图示
站姿	站立时：耳垂与颈部垂直，肩膀自然向后伸展，挺腰收腹 如需长时间站立劳作，一只脚最好踏在 10～15 cm 高的踏板上，每隔一会儿双脚可做交换，以减少腰椎的负荷	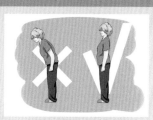 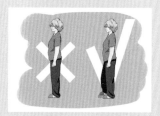
行走	行走时选择安全性高的鞋，如有坑纹的鞋、平而富有弹性鞋底的鞋、平面加粗粒防滑鞋等，可酌情使用助行器	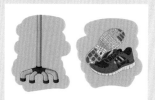
洗漱	洗漱时可双腿稍弯曲至合适的高度，避免直接弯腰	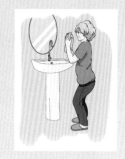
上厕所	使用坐便器，可将双手放在膝盖上以支撑上半身，维持挺直腰身的姿势	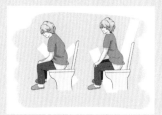

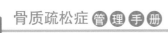
（续表）

姿势	要点解读	图示
拾取物品	首先下蹲，避免直接弯腰下去，应屈膝直腰，禁直膝弯腰	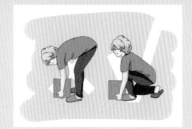
打扫卫生	扫地时脊背挺直，双足一前一后分开站立姿势，面部朝向操作方，避免背部弯腰或者扭转	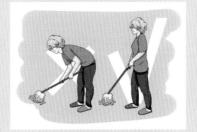
洗碗时	脊背挺直，选择适宜高度的洗漱台	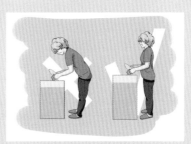
想咳嗽、打喷嚏之前	首先挺胸抬头，并将手倚靠在墙壁或桌面上作为支撑，以分散腰椎承受的压力	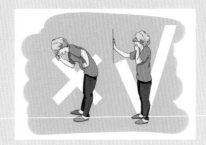

改正坏习惯

熬夜：这一不良生活习惯会影响钙质吸收，美国疾病控制与预防中心的数据显示，美国 25% 的人都受到睡眠问题困扰。研究人员发现，健康男性在连续 3 个星期睡眠不足或昼夜颠倒后，骨的生成量就会减少；每天比前一天少睡 4 小时，或者每天平均睡眠时间不超过 5.6 小时，3 周后，骨量会明显降低，而中老年人降低的幅度更大。研究负责人表示，这一发现帮助找到骨量流失、骨质疏松症及骨折的潜在风险因素。睡眠失调会影响骨骼新陈代谢速度，导致骨骼疾病。

低头玩手机：低头看手机时，颈椎承受更重的头部重量，同时颈肩过度紧张，腰椎负担也加大了。低头看手机不应超过 15 分钟，最好保持手机与视线平齐，不要含胸驼背。

久坐不动：建议大家不要久坐，尤其是在松软的沙发上。如果腰有问题，最舒服的坐姿角度是腰椎后仰 120° ～ 140°，必要时在腰后垫一个靠垫。

长期卧床患者的注意事项

如果骨质疏松症患者年老体弱，长期卧床，要做肌肉和关节的主动活动或由家人协助进行被动活动。

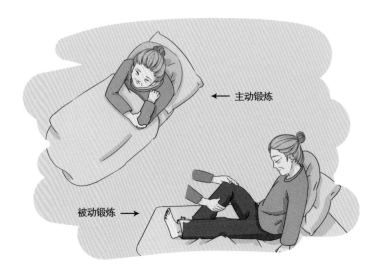

←主动锻炼

被动锻炼→

　　长期卧床者鼓励坐位或半卧位，经常拍背，鼓励排痰，预防肺部感染和褥疮的发生。

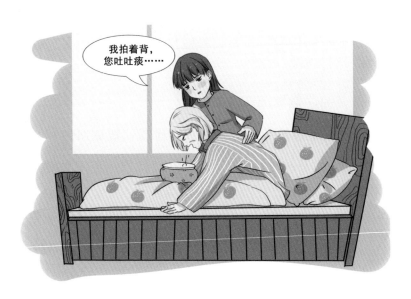

骨质疏松症护理之日常活动篇

有些骨质疏松症患者认为患病后活动减少了，骨折的发生率就会减少，继而越发不会去运动。其实这个观点是错误的，运动锻炼可以调节骨代谢，影响机体钙平衡，有利于维持与提高骨密度、降低骨量丢失。那么不同程度的骨质疏松症患者们可以选择什么样的运动呢？

以下一些简单运动可以供骨质疏松症患者选择参考。

负重运动

高等强度训练：跳跃、跑步、跳绳、跳舞等。此项运动不建议骨折风险较高的患者进行。

中等强度训练：瑜伽、健步走等。

低等强度训练：散步、踏板操、对墙俯卧撑等。

运动频率：逐步增加运动量，每周 3 ～ 5 天，每天进行 30 分钟左右的负重运动，可以一次完成，也可分次完成。

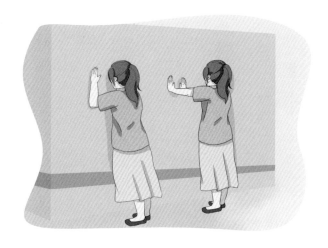

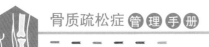

▌平衡运动

平衡运动可增加身体的协调性和灵活性，降低跌倒和骨折的风险，适合能自主活动的骨质疏松症患者。

单、双臂划圈：中、重度骨质疏松症患者可卧于床上进行此项运动，轻度骨质疏松症患者可选择站立于空旷处进行此项运动。

平衡行走：两张椅子距离 3 m 左右摆放，交叉行走，10 ～ 15 次为一组，重复 2 ～ 3 组，每组间休息 30 ～ 60 秒。

太极拳、五禽戏、八段锦等健身运动：每次 60 分钟左右，也可分次进行。

运动频率：需要每天进行，如平衡功能差的患者运动时，则必须有家属陪同或医护人员在场，以便能随时提供保护。

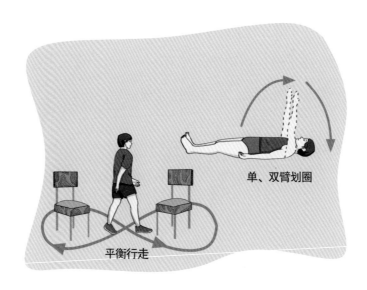

单、双臂划圈

平衡行走

▌抗阻运动

抗阻运动可在康复治疗师等专业人士的指导下采用哑铃、橡皮圈或其他重力训练设备等来运动。

（1）轻度骨质疏松症

轻度骨质疏松症的患者可选择常见的腰背肌锻炼，如飞燕式、五点支撑法、拱桥支撑法。

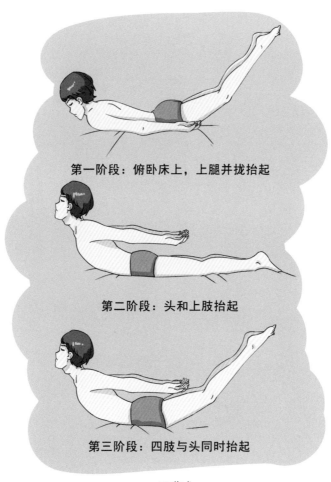

第一阶段：俯卧床上，上腿并拢抬起

第二阶段：头和上肢抬起

第三阶段：四肢与头同时抬起

飞燕式

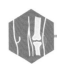
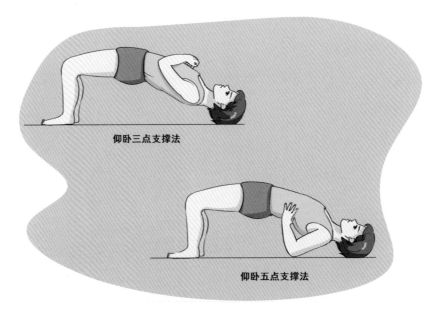

仰卧三点支撑法

仰卧五点支撑法

三点支撑法和五点支撑法

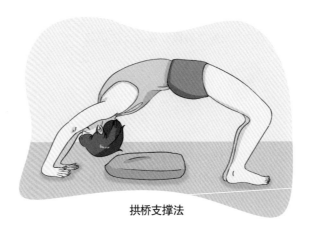

拱桥支撑法

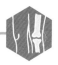

（2）中度骨质疏松症

对于中度骨质疏松症患者可以选择一些器材来辅助自己做一些抗阻练习。

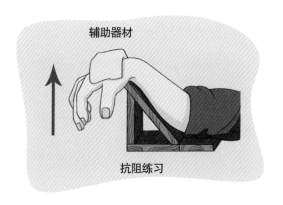

（3）重度骨质疏松症

对于重度骨质疏松症卧床不起的患者，可在医护人员或康复治疗师的指导下进行床上肢体被动运动。运动频率：每周2～3天，15个为一组，每天做2～3组，每个坚持5秒，每组间休息30～60秒。

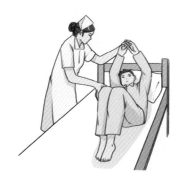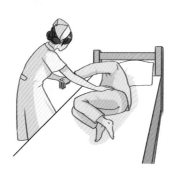

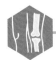

骨质疏松症患者运动时需要注意以下几点。

自我感觉评估：感觉舒适或稍微有气喘，以次日不感疲劳为度，若出现胸闷、呼吸困难、面色苍白、四肢酸软等症状，应减小运动量甚至立即停止。

脉搏控制：运动后脉搏计数较运动前增加 60% ～ 65%，或设置强度为本人最高心率的 60% ～ 90%，或心率 =170 – 年龄（岁）。

呼吸：运动中呼吸频率比运动前多 5 ～ 10 次，运动停止后 5 ～ 50 分钟恢复到运动前的呼吸频率。

运动时间的控制：控制在每次 20 ～ 60 分钟。

运动计划的定制：遵循循序渐进、有计划、有规律的原则，要逐步适应，建立良好的生活习惯。

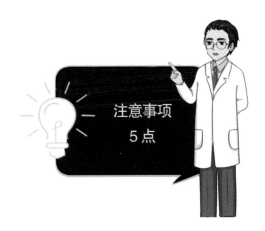

简而言之，骨质疏松症患者的活动应坚持个体化原则，根据个体的骨量、体重、有无骨折等情况来选择适宜的运动，且运动须量力而为，循序渐进，持之以恒。

骨质疏松症护理之预防跌倒篇

骨质疏松症最严重的后果是骨质疏松性骨折，而藏在背后的"头号杀手"竟是大家经常看见，且稍有不慎就容易发生的跌倒。

跌倒是我国伤害死亡的第 4 位原因。对于这样一位"沉默的杀手"，我们要如何有效避免和应对呢？

▌骨质疏松症患者为什么容易发生跌倒？

（1）骨质疏松症患者骨强度下降，肌肉含量、强度及功能下降

骨骼和肌肉相互调节、支撑，骨骼是肌肉的"避风港"，对肌肉有支撑作用，可以调节肌肉力量和功能。肌肉是骨骼的"保护伞"，可促进骨骼的健康发育，减少骨量丢失；还可保护骨骼，减少外力冲击带来的伤害。

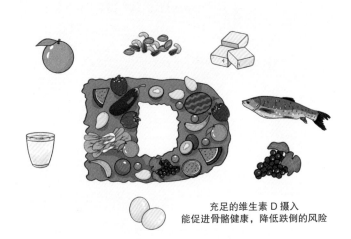

充足的维生素 D 摄入
能促进骨骼健康，降低跌倒的风险

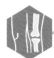

（2）维生素 D 缺乏、平衡能力降低、肌力下降

维生素 D 缺乏也能够引起肌肉力量和人体平衡的损害，肌肉无力导致跌倒风险增加。因此，充足的维生素 D 摄入能促进骨骼健康，降低跌倒的风险。

（3）跌倒史和害怕跌倒

据报道，过去一年有过跌倒史者再次跌倒的概率增加 2.3 ～ 2.8 倍。骨质疏松症患者因害怕跌倒或在发生过跌倒后，可能会更加谨慎地、缓慢地蹒跚行走，造成步幅变短、行走不连续、脚不能抬到合适的高度，导致再次跌倒的危险性增加，严重影响生活质量，形成恶性循环。

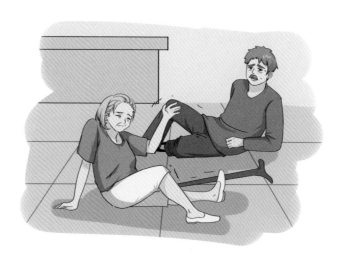

（4）环境因素

环境因素导致跌倒，如昏暗灯光，湿滑或不平坦的路面，穿着不合适的衣裤、鞋，使用不合适的助行器具等。

（5）其他因素

合并其他疾病，如骨质疏松症患者患有心脏疾病、直立性低血压、抑郁症等；骨质疏松症患者长期服用药物，如安眠药、抗癫痫药、治疗精神疾病药物等。

▌跌倒能带来哪些危害？

跌倒后，能造成身体骨折、卧床不起、皮肤擦伤甚至重要脏器功能受损，危害重大。

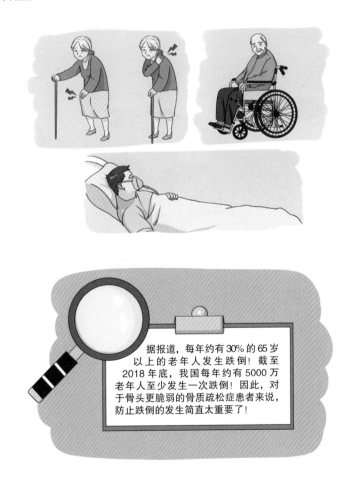

据报道，每年约有30%的65岁以上的老年人发生跌倒！截至2018年底，我国每年约有5000万老年人至少发生一次跌倒！因此，对于骨头更脆弱的骨质疏松患者来说，防止跌倒的发生简直太重要了！

■ 科学预防跌倒，我们有妙招！

（1）均衡膳食，增加营养

在主食方面，以米、面、杂粮为主，粗细搭配；在副食方面，以适量蛋白质、低脂肪饮食为主，辅以富含钙和维生素的食物。富含钙的食物如乳制品、虾皮、鱼、芝麻酱、豆类、卷心菜等。

我国营养学家推荐成人钙摄入量约 800 mg/d，未成年人、老年人或绝经期后女性约 1000 mg/d

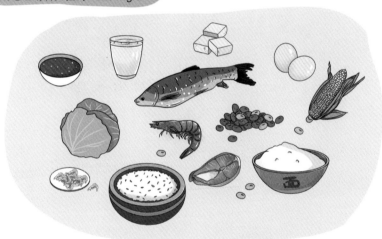

（2）注意适量摄入维生素 D 和适当增加日光浴

（3）规律运动，持之以恒

运动可以增加骨质疏松症患者的骨密度，还可改善肌肉力量和平衡能力，有效防止跌倒。在运动前咨询医生，选择适合自己的运动方式。

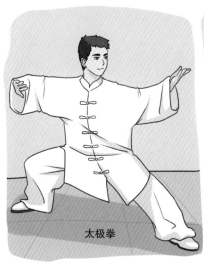

太极拳

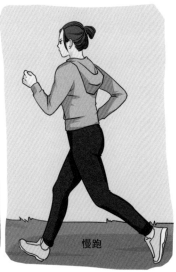

慢跑

规律运动，有效防止跌倒

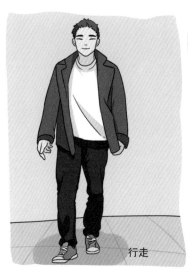

行走

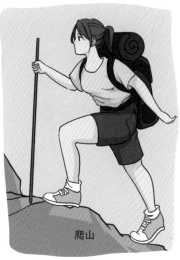

爬山

（4）熟悉生活环境，调整生活方式

（5）安全正确服药，观察不良反应

服用某些药物后的不良反应可能会导致跌倒的发生：如过量降压药可引起血压低、疲倦；抗感冒药可引起嗜睡等；利尿剂可引起小便次数增加；过量降糖药可引起低血糖，导致头晕、乏力。

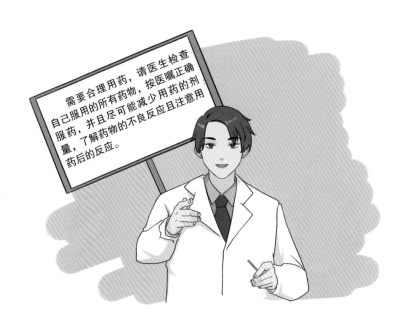

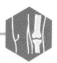

骨质疏松性骨折之康复锻炼篇

李奶奶不小心摔了一跤，去医院一检查，竟然骨折了！医生说，骨折主要是由于得了骨质疏松症后骨脆性增加所致，李奶奶这下犯了愁，过段时间就要参加小区广场舞比赛了，她该如何进行康复锻炼以便早日回归舞场呢？别急，找对应的骨折部位，选择合适的方法，按照要求循序渐进，相信能帮助到李奶奶。

髋部骨折康复锻炼

在家中进行康复锻炼应格外注意。术后进行康复训练，同时需要进行适当的疼痛管理，从而有效提升康复锻炼效果，具体操作如表5。

表5 髋部骨折康复训练

时间	动作	频次
术后1～2天	①卧床；②辅助髋、膝关节屈曲、伸展；③踝、足和趾的主动活动	视耐受情况而定
术后3～6天	①继续第1天的训练；②床上活动练习（翻身、坐起、移动、坐到床边）；③尝试从坐到站	视耐受情况而定
术后7～12天	①尝试上、下楼梯；②尽可能用拐杖行走；③渐渐发展独立生活能力，能独立起床、转移和行走	视耐受情况而定
术后3周	①增加肌力，步态练习：行走速度、耐力、楼梯、坡度，注意坐、卧时不要交叉双腿；②生活自理能力：洗澡、如厕、乘车等	尝试每天进行此种训练
术后3个月	可适当开始散步、游泳等活动	视个体情况而定，可每天进行

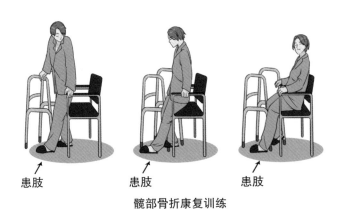

患肢　　　　　　患肢　　　　　　患肢

髋部骨折康复训练

■ 桡骨远端骨折康复锻炼

桡骨远端骨折术后早期进行手指的活动训练对预防水肿和僵硬来说至关重要。康复训练建议在固定装置解除后进行，其内容包括手指与手部的活动训练，以恢复患肢活动度及增强肌肉力量，具体操作如表6。

表6　桡骨远端骨折康复训练

时间	动作	频次
术后当天	手指屈伸和握拳活动，肩部悬挂位摆动练习及肘关节练习	在耐受情况下尽可能多尝试此种练习
术后2～3天	进行肩关节、肘关节主动运动，手指屈伸，对指、对掌主动练习	在耐受情况下尽可能多尝试此种练习
第3周起	增加屈指、对指、对掌的抗阻练习，可捏橡皮泥或拉橡皮筋，开始做腕关节主动练习，如腕关节的医疗体操练习	在耐受情况下尽可能多尝试此种练习
拆除固定后	开始腕部的屈、伸主动练习，腕屈曲抗阻练习	视耐受情况而定
1周后	增加前臂旋转抗阻练习和背伸活动	视耐受情况而定
10天后	增加前臂旋前活动	视耐受情况而定
2周后	增加前臂旋后活动	视耐受情况而定

腰椎压缩性骨折康复锻炼

腰椎压缩性骨折康复需要平卧硬板床，在受伤椎体下垫以适当高度的软枕，使骨折椎体局部保持过伸位，以矫正压缩性骨折畸形。软枕应平整、干燥，以防止压伤皮肤。必须坚持每天垫枕，疗程不少于6周。在此期间，要检查垫枕的位置和高度是否正确，并进行轴线翻身，开始进行功能锻炼，具体操作如表7。

表7　腰椎压缩性骨折康复训练

时间	动作	频次
0～2周	①呼吸训练：腹式呼吸 ②翻身训练：早期可由家属在身后托住腰背部协助完成翻身动作，熟练后自行完成 ③坐起训练：根据不同手术情况决定坐起时间，请勿自行尝试。首次坐起需要在专业康复治疗师的协助下完成	坐位时间每次20～30分钟
3～5周	体位变换训练：根据不同手术情况决定站立时间，请勿自行尝试，仰卧-站立-卧床	逐步使坐位时间达到30～45分钟，运动过程中要求腰部无明显疼痛
6～8周	无痛下进行下列训练：靠瑜伽球静蹲训练、被动直腿抬高训练和对角线支撑训练等	逐步提高坐姿耐受性至50～55分钟

肱骨近端骨折康复锻炼

在疼痛可以耐受的情况下，康复训练建议在外固定解除或手术完成后早期进行，包括肘关节、腕关节及手部的活动训练，以减轻疼痛和恢复日常运动功能为主要目的，功能锻炼方法具体操作如表8。

表 8　肱骨近端骨折康复训练

时间	动作	频次
术后 1 日	在医务人员指导下行患肢手指的握拳、伸指、腕关节的屈曲、背伸活动	在耐受情况下每天可多次
术后 2～7 日	患肢肘关节的屈伸练习，从被动到主动，继续加强手指及腕关节活动	2～3 次/天
术后 1～2 周	练习患肢肩关节的前屈、后伸活动，例如：①患侧上臂靠近胸壁，行前屈 90°、上举动作；②用健肢托住患肢前臂做耸肩、肩关节外旋和内旋练习，如做钟摆样运动	持续 10 秒，2 次/天
术后 4～6 周外固定解除后	全面练习肩关节的活动：肩内旋运动；肩内收、外旋运动；肩外展、外旋运动	视耐受情况而定

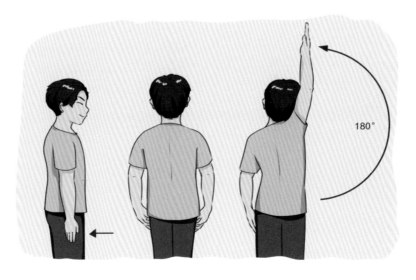

踝部骨折康复锻炼

由于踝部骨折通常不稳定，因此康复重点在于减少疼痛并改善踝关节的平衡性和一致性，促进肌肉力量和本体感觉的恢复，具体操作如表9。

表9 踝部骨折康复训练

时间	动作	频次
术后1～3天	①活动足趾：用力、缓慢、尽可能大范围地活动足趾	15分钟/组，1组/小时
	②开始直抬腿练习：包括向上的、向内收的侧抬腿，外展的侧抬腿及向后的后抬腿练习	30次/组，2～3次/天
术后1周	膝关节屈曲练习和膝关节伸展练习	15～20分钟/次，1～2次/天
术后2周	①踝主动关节活动度练习：主动地屈伸和内外翻踝关节，缓慢、用力、最大限度 ②被动踝关节屈伸练习 ③踝关节内外翻活动度练习，缓慢、用力、最大限度内外翻踝关节	10～15分钟/次，2次/天
术后4～8周	①前后向跨步练习：力量增强后可双手提重物或在踝关节处加沙袋 ②强化踝关节周围肌肉力量：坐位垂腿"勾脚"练习	20次/组，2～4组连续，2～3次/天
术后8～12周	开始静蹲练习	2分钟/次，10次/组，每日2～3组

在不影响骨折制动和骨折愈合的前提下，李奶奶应尽早开始康复训练，恢复关节功能，增强肌肉力量，缩短卧床时间，减少并发症的发生。康复锻炼对于术后预防骨量流失、跌倒及再次骨折均有着重大意义。

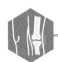

医生为李奶奶制订了个体化的康复训练方案，将负重训练、平衡训练与有氧运动相结合，循序渐进，既有助于术后骨折的愈合，又能避免再次骨折的发生。

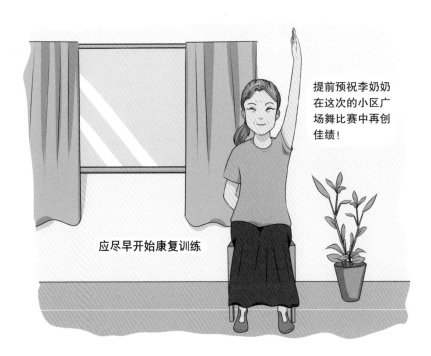

提前预祝李奶奶在这次的小区广场舞比赛中再创佳绩！

应尽早开始康复训练